餓怒症

Hanger Management

Master Your Hunger and Improve Your Mood, Mind, and Relationships

掌控飢餓，擺脫煩躁，終結瞎吃的45個最強飲食法則

Susan Albers
蘇珊・亞伯斯 著 孫乃榮 譯

Han・gry 餓怒的

形容詞。

該詞由飢餓（hungry）和憤怒（angry）兩個字組合而成，指因飢餓而變得脾氣暴躁或易怒。

Part Ⅰ
飢餓的力量，足以改變情緒

Part Ⅱ
不讓情緒暴走，遠離餓怒效應

第一章　破解餓到發飆的密碼

目錄

Hanger Management

Master Your Hunger and Improve
Your Mood, Mind, and Relationships

第五章 養成正念的飲食習慣

推薦序

認知餓怒，遠離憤怒，加入抓狂管訓班

整合醫學科主治醫師　姜冠宇

在現今社會，「餓怒」這個詞彙逐漸引起人們的關注。它不僅是一個生理現象，更是一個深刻的社會和心理問題。以下幾個方面，讓我們深入了解餓怒的影響和本書的價值：

一、**餓怒與人際關係：**餓怒可以毀滅親密關係和破壞家庭。我曾遇到一位在美國的華人女性朋友，她抱怨每次幫她的前男友準備用餐前就會拍桌大罵「飯準備好了沒有？」這成為兩人分手的重大原因。這個例子讓我們看到，餓怒是確實可以毀滅親密關係和破壞家庭的。

二、**餓怒與社會事件**：台灣近期一個因免費白飯準備不夠引發的餓怒事件，在媒體上引起軒然大波。年輕顧客辦完活動後至某餐廳消費，因白飯不夠就集體怒刷一星負評，引起與店家之間的爭執，站在顧客和老闆的對立兩派民眾爭論到血流成河。這大概是台灣歷史上，與「餓怒」相關最受矚目的社會事件。

三、**餓怒的身心綜合表現**：餓怒在內科臨床上，常見可能與「低血糖」的本能有關。但在本書中，你可以窺見它可能與個人的負面經驗、心理陰影有連結。有人無法分辨真正的飢餓而「怒吃」，顯示「餓怒」不僅是生理，更是身心綜合的行為表現，會造成身邊他人和自己的困擾和傷害。

四、**不歧視餓怒一族，認識自己**：生活中有各種因素會造成人不理性。有人開車，一坐上駕駛座就像變了一個人；有人則是看到業績數字，就瞬間化身為雷公。本書探討可能刺激你不理性的地方，更認識自己。抓狂管訓都是從認識自己開始。

本書以深入淺出的方式，提供了全方位的餓怒探討。從生理到心理，從個人到社會，作者結合了多方面的視角和實用方案。

在現在營養充足的進步國家社會，餓怒的管理，顯然其實不是處理「餓」，而是處理你的「怒」。歡迎大家一起加入抓狂管訓班，認識自己、包容他人，讓我們的社會更好。

這本書不僅是寶貴的資源，更是引導我們走向更健康、更和諧生活的指南。它教我們如何理解和管理餓怒，如何透過認識自己和包容他人來改善人際關係和社會氛圍。

我衷心推薦這本書給所有追求身心平衡和健康生活的讀者。讓我們一起認識餓怒，遠離憤怒，加入抓狂管訓班，共同創造一個更美好的社會。

推薦序

健康吃，快樂瘦，不餓怒

朵薇診所總營養師　余朱青

「健康吃，快樂瘦」，這是我在減重門診裡經常倡導的，也是許多個案成功的經驗談。而且，真正成功瘦下來且不復胖的人，都是快樂地在減肥。

為什麼快樂這麼重要？難道不快樂就無法減重嗎？答案是肯定的。因為「不快樂」才是讓你致胖的原因，也是讓你一直瘦不下來的關鍵因素。

坊間有很多減重方式，五花八門、琳瑯滿目，相信有減重經驗的人，都曾嘗試過多種方法。我也曾在診間幫助過諸多個案成功瘦身，找到肥胖的根源，才能治標治本。

為什麼快樂這麼重要？因為有快樂的心情，才會有好的身體。身體代謝正常運作的人，通常生活習慣都不錯，飲食習慣也比較健康，但這並不代表飲食就要非常地嚴格管控，而是有良好的飲食習慣，才能讓身體自動修復，回到正軌的機制。

很多初次見面的人知道我是營養師，都會說：「營養師一定都吃得很健康，難怪你可以保持這麼好的身材。」但其實我也曾經胖過，且深受其擾。身為專業人士，我明白為什麼肚子餓了會生氣，了解想瘦卻控制不住想吃的欲望，知道因為餓了而暴食後的身體不適與飽腹罪惡感。

近幾年的門診經驗告訴我，許多深受肥胖困擾與反覆減肥失敗的個案，大部分都跟心理狀態有關。因為當壓力或情緒無法被控制，負面能量無法排解，就很容易讓身體處於失控狀態，產生情緒性進食，這種情況應該也很常發生在你我身邊。

這本書以深入淺出的方式，讓你明白身體跟心理的運作機制。在理解這些原理後，我們都需要對自己的身體更好一些，了解各種反應所代表的訊息。也相信當你閱讀完這本書之後，可以解答很多問題，幫助你在減重路上心情更輕鬆無負擔。

好好照顧自己。好好吃飯。好好睡覺。好好休息。好好開心過好每一天。拋下每天糾結在體重數字上，身心靈都健康的生活，才是我們要追求的。

祝福每一位讀者都有好口福，還能享受美食不發福。

作者序

憤怒可能是飢餓的信號

本書的創作靈感來自十一年前我在教堂中的一段經歷。不，這並非神諭，而是一個極度尷尬的時刻。

那天，我在教堂裡犯了一個很嚴重的錯誤，但直到已經進行了二十分鐘左右的禮拜，我才意識到這點。

當初的情景，我至今仍記憶猶新。一開始，和以往的任何一個星期天一樣，一切順利。十八個月大的女兒微笑著舞動小手，讓坐在我們周圍的人都笑得非常開心，我真心以她為榮。她穿著一件粉紅色的荷葉邊連衣裙，金色的頭髮上別著一個粉紅色的蝴蝶結，看上去可愛極了，就像個小天使。

但不到一會兒，她就開始在我懷裡坐立不安，來回扭動。我立刻看出來女兒不太對勁，也清楚知道她動作裡的涵義。我笑了笑，不慌不忙地把手伸進大袋子裡拿她的穀物燕麥圈。我在袋子底部摸了一圈，接著開始瘋狂搜著衣服的口袋。哦，不會吧！我忘了帶燕麥圈？我這樣想著。可是要度過長達一個小時的禮拜，怎麼能少了燕麥圈呢？我十分確定我準備了。但接著，我眼前閃過一個記憶片段：裝著燕麥圈的袋子還放在家中廚房的大理石檯面上。

我試圖用女兒的絨毛玩具埃爾莫和扮鬼臉來分散她的注意力，但在我驚慌失措的眼神的注視下，女兒崩潰了。她跺著腳非要燕麥圈。我拚命地噓了幾聲，周圍的人向我投來異樣的眼光。

趁我不注意時，女兒一下子衝進了過道，一頭摔倒在眾人面前，然後徹底崩潰了。是的，她一邊尖叫，一邊嚎啕大哭。我羞得滿臉通紅，真想找個地洞鑽進去，但最後還是衝到前面手忙腳亂抱起她，趕緊帶她出去。這件事給我上了難忘的一課：飢餓的力量足以改變我們的情緒。

時間快進到今天。女兒已經十幾歲了，自教堂事件那日起，她在各方面都成長了許多，但我依舊能看到食物的力量如何影響著她的情緒。

我每次去接她放學，一關車門就能讀懂她的情緒。有時是「嘿，媽，問問我今天過得怎麼樣吧」，有時則是「等我正常了，再跟我講話」。如此不一。的確，除了飢餓，還有很多事情會影響一個少女的心情。但在諸多因素中，飢餓產生的巨大影響仍然讓我充滿敬畏。因此，我也學會了等女兒回到家，吃過健康零食後，才開始問她這一天發生的種種。當女兒的胃被填得滿滿的，對我講述著她當天過得如何時，我覺得一切的等待都是值得的。一句簡單的「我今天過得很好」和「媽，我告訴你今天發生了什麼事吧……」是大不相同的。

我經常和女兒、兒子談論食物和情緒之間的關係。從認知角度而言，他們能夠理解「好食物」就等於「好心情」，這其實相當淺顯易懂。但直到我和女兒去紐約旅行，她才真正理解了這個概念。

當時我和母親、女兒從美國俄亥俄州驅車約八小時前往紐約。那天出發前，我們吃了一頓豐盛的早餐，快到紐澤西州時，我們才意識到自己有多餓。

我帶了一些零食，女兒建議把它們都吃掉，這樣我們就無須沿途一路搜尋不起眼的尋常食物填飽肚子，而是可以到紐約再專心享受美食。

我太喜歡這個計畫了，因為我做夢都想吃雀兒喜市場的泰國菜。但讓我驚訝的是，母親雙手插腰，怒氣沖沖地推翻我們的如意算盤：「我可不想吃垃圾食品，我想吃的是食物，真正的食物！」

我和女兒交換了一下眼色，但母親態度堅決，我也只能把車開到下一個出口。

我把車停在一間餐廳的門口，趁著母親去洗手間，女兒拍了拍我的肩膀，誠懇地說道：「我為我餓怒發作時曾對妳說過的那些話感到抱歉。」我知道「餓怒」（Hangry）這個詞，它是由「飢餓」（Hungry）和「憤怒」（Angry）這兩個字結合而成，完美地詮釋了此時此刻的情景。

看著女兒一本正經的樣子，我由衷地笑了。就在那天，女兒見證了飢餓的力量是如何將慈祥溫和的外祖母變成一頭餓熊。我告訴她：「生活中，我們可以用某些方法管好自己的餓怒。」瞧！本書的主題就這樣誕生了。

在此，我想花點時間做個重要的說明。如今世界上仍有許多人因無法獲得食物而忍飢挨餓。他們處於飢餓之中，有時甚至可以直白地講是在挨餓，背後的原因不同於本書所描述的那些。提及這個問題不是要讓大家感到內疚，而是為了說明本書所談論的飢餓並非由缺乏食物引起的，這一點非常重要。書中談到的是一個完全不同的問題，一旦能掌控好，我們將感到內心舒暢，而這個問題就是我們在充足的食物面前所面臨的掙扎。這兩個問題好比一個是由洪水引發的，一個是由乾旱引發的，兩者截然不同。

我希望我的兒女都能掌握一門藝術，即管理好由情緒和生理因素引起的飢餓，如此一來，他們在青少年時期和成年後都能活出最好的自己。我的工作地點是位於美國克利夫蘭的診所，我每天在個人網站上辦公，迎接那些努力想要達到最佳狀態的諮詢者。他們都想盡力扮演好父母、雇員、學生、朋友、家人和其他重要的角色。

當我們在空腹狀態下運轉身體，即試圖節食或盡可能少吃東西時，我們往往會被與食物相關的想法分散注意力。或者，由於過度忙碌，我們無法將好好吃飯放在第一位，這時由飢餓引起的喜怒無常便會占上風。通常，我們將壞心情歸咎於壓力，而事實上這是營養不良帶來的後果，或是由於吃了過多的食物而完全破壞了情緒。

但事實也不一定總是如此。

本書將帶你瞭解食物如何幫助你塑造最佳的自我。

此刻，我微笑著，很開心能為大家分享我所知道的關於食物產生的心理力量。

感謝你加入這段旅途，你將和我、我的孩子以及諮詢者們，一起學會如何掌控飢餓，過上幸福的生活。

前言

「今天我和我男朋友差點分手。我們足足等了一個小時才在最喜歡的餐廳裡坐下，可是女服務生幾乎無視我們的存在。我不耐煩地來回踱步。時間一點一滴地流逝，我因為太餓變得越來越火大，開始不停追問男友今天是否要去雜貨店採購，接著又批評他的購物清單。我們一直試圖吃得更健康些，可是結果呢？家裡什麼食物都沒有。

他叫我安靜點，然後轉過身背對著我，不想和我說話。他自言自語：『我快餓死了，該死的，怎麼這麼慢？』

最後，他走出大門，站到外面，不停地走來走去。我對著門口喊道，叫他儘管離開。事情立刻變得糟糕透頂。可見，當餓怒發作時，我倆都不再是理性的人。」

——艾娃

我們都經歷過餓怒。

我們都曾因飢餓而厲聲怒斥過他人，也許我們相識之人和所愛之人也曾僅因極度飢餓而對我們無理指責。任何人在飢餓時都無法保持最佳狀態，會表現出暴躁易怒、惡言相向，甚至是極度憤怒。我對諮詢者說，這種感覺叫「餓怒」，這是一個由「飢餓」和「憤怒」組合而成的流行詞彙。

但是，不僅飢餓會破壞情緒，過度飽食也會導致心情不佳。餓怒會讓我們吃得過多，而感到「飽食性悔恨」——由「悔恨」和「飽腹」兩個詞（regret and full）組合而成，是指盲目地暴飲暴食而造成生理和情緒上的不適。

我們都曾有過因為太餓或太飽而感到極度不適的經歷。基於在辦公室接待過的成千上萬位諮詢者，以及進行線上諮商的工作經驗，我發現一個重要的事實：情緒對飲食有著極大的影響。但是管理飢餓絕非易事，掌控飢餓感也是一件棘手的事——我們要用適量的食物填滿自己的胃，不能過多也不能過少。

好消息是，有一些簡單有效的方法可以應對由飢餓引起的負面情緒；還有一些方法不僅能防止情緒低落，還可以讓你藉由進食振奮精神。是的，沒錯。吃得好感覺就會很棒！

本書將深入瞭解餓怒症的誘因及預防方法。透過正念飲食技巧，你將學會控制飲食習慣，並達到最佳狀態。

吃到剛剛好

前幾天，我參加一位同事的四十歲生日宴會。她丈夫準備了食物，餐桌上擺滿了甜品，有曲奇餅乾、蛋糕和派，甜食老饕想吃的東西應有盡有。我站在桌邊，看著這滿滿一桌甜食，這時一位我不太熟的女性走了過來。「妳應該是永遠不會碰這些的。」她指著宴席示意道。我有點難堪，我本來想告訴她其實我一直盯著巧克力花生醬派，但很快就打消了這個念頭，把話吞回去。

不瞭解我的人會對我的飲食之道做出很多設想，可能是因為他們知道食物是我的專業領域，這可以理解。但他們的想法也時常讓我感到驚訝，他們猜想我不喜歡食物，或者認為我是個只吃沙拉的嚴格節食者。然而美食當前，哪有人會不喜歡呢？於是，我總是告訴他們：「我喜歡食物，食物讓我快樂。讓我感到不悅的並非食物，而是吃得太多或太少，那才會讓我不快樂。」

對你來說亦是如此。毀了你一天的不是巧克力餅乾，而是吃了五塊餅乾後深陷悔恨的泥淖，讓人痛苦不已。

食物以各種方式讓我感到愉悅，它美味可口，無與倫比。我經常利用閒暇時間尋找新開的餐廳、美食評論、新的食譜和烹飪視頻。下週，我將第一次前往查爾斯頓。在計畫去那個城市後，我做的第一件事就是查看餐廳的評論，列出一個最佳清單。事實上，每到一個新的城市，我最喜歡做的事情就是安排一場美食之旅。幾乎每個城市都會有這樣的活動：導遊會帶你在城市裡到處閒逛，在受歡迎的不同餐廳裡品嘗食物，他們通常會選擇對該城市具有歷史意義的食物。例如，我在紐奧爾良市享用法式甜甜圈，在密西根州品味底特律風格的披薩。我甚至還喜歡在無法品嚐美食時的時候看別人做菜：過去幾年中，我迷上了那些只能看到雙手在迅速做菜的網路視頻。

我尤其喜歡在家享受美食。我和丈夫認識一對夫妻，他們是我家孩子好友的父母，非常喜愛烹飪。他們常帶著美食來到我家，我們一家就成了試菜的「小白鼠」——我們真是幸運！某天，他們帶了一份草莓、藍莓和黑莓混合而成的素食脆片，上面撒著紅糖屑。每週五晚上，我們都一起做飯、喝酒、聊天，真是太開心了。

我喜歡讓我最愛的味道停留在舌尖，充滿味蕾。比如，二〇一九年我在西西里島旅行時，第一次吃到仙人掌果。我記得我仔細觀察過它，綠色的果皮凹凸不平。我從未見過，甚至不知道該怎麼吃，還好我的朋友告訴我該如何切開，然後連種子一起吃進去。它的味道很甜又奇特，和我吃過的其他水果完全不同，現在它已經名列我喜愛的甜點清單中了。

現在就思考一下：食物有哪些方面能讓你快樂？是因為嘗試新事物嗎？還是它的味道？抑或和朋友分享食物？食物有許多面向都值得我們熱愛。

然而，給予我快樂的不僅是食物的美味。的確，美味是其中很大一部分。但我要說的是，吃得好、吃得用心時，我會成為更好的自己。或許，你也是如此。比如，吃得開心的我對孩子會更有耐心，不會因孩子們的小小吵鬧而感到煩心；我可以努力完成不喜歡的任務，比如支付帳單或是文書工作。沒有飢餓感、正念飲食的我，精神上會更專注，我會在諮詢過程中或電話裡聆聽你的故事，記住你說的每一個字。相較之下，餓著肚子的我，會因為腦海裡不斷出現糾纏不休的小想法——「我應該吃些什麼？」而分散注意力。

當我像「金髮女孩」[1]般地正念飲食時，就是處於最佳狀態：沒有吃得太多或太少，而是剛剛好。我喜歡吃得剛剛好的這種感覺——既滿足，但又不會太飽。

維吉妮亞・吳爾芙在近一百年前寫道：「一個人如果不能好好吃飯，就無法好好思考、好好去愛、好好睡覺。」這是我此生最喜歡的格言之一，我在自己所有的著作中都會引用，目的就是要幫助人們做到這一點。但我發現，不論是自己還是他人，想要加以實踐都需要非常具體的方法。雖然這並非易事，卻有可能實現！

---

1 Gordilocks：美國童話角色，金髮女孩喜歡不冷不熱的粥，不軟不硬的椅子，總之是「剛剛好」的東西，所以後來美國人就常用金髮女孩來形容「剛剛好」。

餓怒之人各不相同。我將總結人們餓怒症的成因及表現形式。多年來，我在辦公室聽人們談論餓怒的問題，我發現了一些有趣的共同之處。

總之，所有餓怒之人在他們的飢餓感與滿足飢餓的方式之間，長期存在不協調的問題。你必須充分了解自己的飢餓感，才能防止餓怒的發生。所以，閱讀下面的例子，思考它們如何能幫助你更留意自己的飢餓感。

讀過之後，請問問自己是否認同這些類型中的一種或多種（你可能同時符合其中多種類型）。

1. 忙到沒時間吃飯

每天早上，凱倫都要為三個孩子準備好午餐，努力找出他們的襪子，把作業放進書包，同時挑選自己在早上開會時要穿的鞋子。她一再表示：「我也想吃得健康些，」但隨後又總會說：「可是我真的沒有時間。」對凱倫來說，吃飯彷彿是一種她負擔不起的時間奢侈行為。

結果：凱倫在開始工作時，往往會先在辦公室尋找任何食物，通常是會議室裡不大新鮮的馬芬蛋糕或是辦公桌上的健怡可樂。大部分的時間，她都是餓著肚子工作。工作時，她脾氣暴躁，注意力不集中，經常還不到中午就提前開始想著午餐該吃些什麼。

2. 缺乏規律

湯瑪斯是安裝石膏板的工人。每天，他都會去不同的房屋工作，而且每天的工作難度都不一樣。有些工作一小時就能搞定，有些則會持續一整天。忙到不可開交時，他連吃午餐的空檔都沒有。

結果：當湯瑪斯結束一天的工作時，情緒已經非常憤怒與不耐煩。到家時，他會匆匆忙忙進門，對妻子和孩子們發脾氣。然後他的妻子也會因為先生在她準備健康晚餐時吃零食而感到生氣。

3. 一個人做飯太麻煩

克莉斯汀的丈夫一週要上三天夜班。晚上丈夫在家時，她會為兩人準備一頓健康的晚餐。但當她獨自一人時，她就會想：「只為自己做一頓飯嗎？那太麻煩了。」於是，她往往只吃一碗麥片或用微波爐做的一些爆米花後就去睡覺了。

結果：克莉斯汀餓著肚子或沒有飽足感地上床睡覺了。第二天早上醒來時，她餓極了，這就引發了一整天在飲食方面的惡性循環。

4. 節食太難

莎拉想努力達成產後減重九公斤的目標。她嘗試過多種節食方法，有些流行的節食法在短期內能夠見效，但很快又會復胖。現在，她每天早上只喝一杯咖啡，希望能藉此抑制早上的食慾。

結果：到了午餐時間時她已經餓到不行，於是放棄了節食，開始暴飲暴食。每天，她都對自己說之後一定要吃得更健康，但到了隔天中午，卻發現自己還是老樣子，重複同樣的模式。

5.暴飲暴食

白天，吉爾看起來像是飲食健康的完美典範。但晚上十點左右先生入睡後，她會備感無聊，覺得必須釋放一天的壓力，便去拿一袋薯片或一盒冰淇淋，吃一些鹹味或奶油味的零食。

結果：吉爾會因為吃得太多而感到內疚，一整晚都睡不好，這讓她度過了難受的一天，而且第二天晚上又會吃更多的零食。

6.缺乏營養

瑞秋是負責照顧老人的護士，需要開車去不同的家庭探訪老人。她會在路上帶些方便在車上吃的食物，像是糖果、速食，或在雜貨店買的餅乾。

結果：瑞秋的身體僅依靠糖分和加工食品維持運行，而得不到真正的營養。因此，血糖波動導致她的情緒劇烈起伏。

7.餓一頓，飽一頓

喬爾在一家大型服裝店工作，從早上到中午，他都在拆卸運貨的箱子。繁重的勞動會消耗大量能量和卡路里，所以他會吃很多食物，以防下班時餓到發怒。但到了週末，他大部分時間都窩在沙發裡，不知道該如何調整週末的飲食。

結果：喬爾有時週末會吃得太多，但他的身體根本不需要那麼多能量；有時他為了抵消週末的暴飲暴食，工作時又吃得太少。他的身體處於持續的混亂狀態，總是在吃得過多和過少之間游移。

8.分不清什麼才是真的餓

「一天中的任何時候我都可以吃東西。」瑪麗說，但這和飢餓是完全不同的。多年的節食習慣完全扭曲了她對飢餓信號的理解。如果食物很美味，她可以一直吃到撐，很難停下來。

結果：她甚至不確定能否分辨出「真正的飢餓」，與「不需要吃個不停就能感到滿足」之間的區別。

9.易受環境影響

蘿拉和丈夫已經結婚五年了。「他不需要擔心自己的飲食，」她說，「可是我只要光看食物都會胖。」實際上，她丈夫的飲食選擇對她產生了很大的影響。當他晚上吃零食時，她就會跟著吃；如果他不吃早餐，她多半也會不吃。不僅丈夫的飲食選擇會影響她，工作時如果有朋友午餐點了沙拉，她也會跟著點。

結果：蘿拉對食物的選擇無關自身的飢餓或需求，這會讓她缺乏飽足感或是吃得太多，變得容易餓怒。

10.壓力太大

溫蒂最近剛離婚，帶著有嚴重自閉症的孩子一起生活。她除了有經濟壓力以及常要處理兒子的一些小意外，每天還要面臨新的挑戰。焦慮讓她失眠，生活中充滿了許多問題，她也因此對抱怨小事的同事缺乏耐心。有時候，她壓力太大，完全沒有胃口；有時候，她又會利用大吃大喝來緩解壓力。

結果：不規律的睡眠及飲食讓她的體重不斷攀升，健康狀況一落千丈，頭髮也開始變白。

是吃不好導致餓怒，還是餓怒導致吃不好？

在我的成長過程中，我很喜歡閱讀可以選擇自己如何冒險的書，你可以在每一頁的最後做出選擇，來決定書中主角的下一步行動。例如：你會因害怕危險動物而逃離洞穴嗎？然後，你就把書翻到對應的那一頁。你想繼續在洞穴裡尋找寶藏嗎？那麼你就再翻到另一頁。這類書與大多數傳統書籍大不相同，讀傳統的書籍時，不論你是否喜歡結局，你都得跟著故事的情節走，順著主線往下讀。而在閱讀自己冒險書籍的過程中，你可以做出積極的選擇，扮演更主動參與的角色。

可惜的是，在很多方面，我們選擇食物時就像閱讀傳統書籍一樣，覺得無法改變情節，只能任其發展。但我認為，飲食更像是一個巨大的自主飲食的冒險。你有能力做出最終選擇，比如你的飲食如何演變，以及它對你情緒的影響。

我們每天都會有各式各樣的機會，挑選能夠將飢餓轉化為開心的食物。每次吃東西都是在快樂和餓怒之間做出選擇，而且餓怒不僅會發生在飯前，當吃到那些無法令自己滿足的食物或是吃太多時，我們同樣會情緒低落。但不論是在進餐之前還是之後，餓怒都是快樂的對立面。這裡的快樂是指對食物的選擇使我們感到滿足並持續享受這種感受。對我來說，幸福並非僅指當下的微笑和歡樂，而是真正心滿意足的感覺。

每次吃東西時，我都會問自己一個簡單的問題：吃完它會讓我餓怒還是開心？

我希望你也開始問自己這個問題。

舉個例子，今天早上，我一手拿咖啡，一手打開冰箱，問自己：「好吧，蘇珊，妳早餐要吃什麼？」然後，我考慮了一下可以做出的選擇，從預先做好的果昔，到一些麥片。我知道，我今天會很忙碌，有需要我關注的諮詢者，待開的員工會議，而且要陪孩子們練習足球。

我喜歡許多不同種類的早餐，因此，是什麼口味對我而言並不重要。

我的關注點是哪種食物能讓我保持心情愉悅而非陷入餓怒。提出這個問題時，我腦海裡的想法立刻就變了。我開始考慮不僅能讓我填飽肚子、保持精力，還能防止餓怒產生的食物。要知道，我們忙碌時很容易脾氣暴躁。說到底，這是個先有雞還是先有蛋的問題。在餓怒的惡性循環中，很難分辨究竟是因為吃得不好而導致餓怒，還是因為餓怒才導致吃得不好。

我想，拿起本書正是因為你深知不用心吃飯的壞處。也許你曾因沒有吃飽而對人不太友善；也許你曾因吃得過多而充滿悔恨、內疚和易怒——大多數時候你是針對自己。也許，像大多數人一樣，這兩種經歷你都曾經有過。

我無法保證，有一種靈丹妙藥能讓你始終專注飲食。在與數百名諮詢者合作後，我明白的確沒有這種藥，而且我也從控制自身的飢餓經驗中得知這點。管理餓怒沒有神奇的解方，它就是一套策略和一種生活方式，適用於任何情況，並確實有效！

首先，我們將從瞭解餓怒，及與之相關的心理、生理和社會因素著手。一旦瞭解餓怒症產生的根源，你就會知道餓怒是如何影響你的生活。你是偶爾才會與之抗爭嗎？還是每天都在為自己總是覺得吃不飽而煩惱不已？本書就是要讓你明白餓怒的影響，並提供能在各種情況應對飢餓的技巧。

作為一名忙碌的專業人士和孩子的母親，我深知時間對我的諮詢者至關重要。就像你一樣，他們已經很忙了，不想在一天中再增加額外的負擔。因此，我提出的方法能幫助他們更用心飲食，並且簡單易懂，即使工作非常繁忙的人也能做到。本書旨在幫助你理解餓怒，並在短時間內找到相關的應對策略。

讀完本書，我希望你能明白：餓怒確實是一個值得關注的問題，它會在很多層面影響你的生活。我希望你不要再自責沒有用心進食，覺得自己很失敗。也希望你能活用這些正念飲食方法管理飢餓，將餓怒轉化為開心。

餓怒是個重要的問題，比我們許多人所意識到或願意承認的都重要，但好消息是我們可以採取行動應對，它就在我們的掌控之中。

能否管理好餓怒，取決於我們的選擇。

Part I

飢餓的力量，足以改變情緒

我也不想發火，但我餓了……

相信你已經知道餓怒會攪亂生活，而且有些麻煩其實是很微妙的。

我們都知道吃不好讓人分心或注意力不集中是什麼感覺，但餓怒還可能會以我們未曾意識到的方式影響我們的生活。它會讓我們做出愚蠢的決定，在重要時刻破壞好心情。如果不加以控制，還會破壞我們的家庭和職場關係。

我們大多數人都曾經歷過上述情況，研究也證實了這一觀點。科學強調了將餓怒轉化為快樂的重要性。我曾無數次聽諮詢者解釋為什麼其他事情遠比管理餓怒更重要，但我認為，研究結果會讓你再三思考——而它也確實讓我優先考慮了餓怒管理這件事！

飢餓「轉生氣」，會破壞人際關係

根據研究，餓怒會在什麼方面帶來最大的麻煩呢？關於餓怒，有一篇極為著名的文章，也是真正引起我興趣的第一個研究。文中提到，它對我們的親密關係會構成最大的威脅。

美國俄亥俄州立大學的這項研究之所以令我覺得有趣，一方面，這是我讀過第一個使用巫毒娃娃的研究！另一方面，研究的對象是已婚夫婦（這並不常見，受試者通常是老鼠或大學生）。而且，這項研究切切實實觀察到了每天發生的事情。

這項研究很簡單。在二十一天裡，研究人員觀測了一百零七對已婚夫婦的血糖值，還發給受試者象徵自己配偶的巫毒娃娃。為了檢測他們產生攻擊行為的衝動，研究人員要求，如果受試者對配偶感到失望，可以每天晚上在巫毒娃娃上插針，也可以透過耳機向配偶發出巨大的噪音。

研究發現，血糖值較低的受試者會在巫毒娃娃上插更多針，他們痛斥配偶時發出的噪音會更大聲，持續時間也更長。

我不知道這個研究是否有點極端。用針戳巫毒娃娃是一回事，但用刻薄的話語傷害另一半的自尊或是激怒他們又是另一回事。所以，我開始私下詢問其他人：「餓怒有沒有影響過你的人際關係？」

我收到的第一個回覆是來自我的朋友JT，他寫道：

有「餓怒」這回事嗎？

根據我的經驗，的確是有的。

我曾和一位女生約會，她長相甜美，對身邊的人體貼入微，能包容我的許多日常怪癖和缺點。

但只要她一餓起來，她所有好的特點都消失不見了。她會陷入餓怒，變成連自己都討厭的樣子，我不想和這樣的她在一起。

我們交往兩個月後，感情穩定，極有可能彼此託付終身。某個星期天下午稍早時，她餓著肚子來到我家，然後很快就陷入餓怒。我建議帶她出去吃飯，一上車卻慘遭她白眼，好像我是個白癡，因為我沒有用能更快到達目的地的直升機當交通工具。

我們到達餐廳後發現，至少需要等二十分鐘才有座位。

「妳還想去哪兒吃？我帶妳去。」我問她，她回答：「我不知道，隨便你想去哪裡都可以。」

迫於時間壓力，我挑了另一個我們去過且都喜歡的地方。停好車，我看到餐廳裡人不多，預計十五分鐘內我們就能吃到東西。謝天謝地！可是下車之前，她卻說：「我不想吃他們的東西。」

兩次餓怒的爆發說明，我需要盡快餵飽這個女人。我開始流汗了，害怕得說不出話來。

我們坐在車裡，我提了一些建議。

「義大利餐廳怎麼樣？」「不行，我從來沒去過那裡。」「卡津風味的呢？」「我不愛吃辣。」

「那妳有想去的餐廳嗎？」「沒有。」

那一刻，我想起她來之前我在做什麼。那是一個天氣不錯的週末，我心情很好，打算在家裡看比賽打發時間，生活是如此美好。但此刻，我顯然既沮喪又憤怒，於是，我打電話給一家三明治店點餐外帶。

我們相安無事地回到家裡。

她吃了三明治，我則什麼也沒說。

然後，她開始哭泣。

她向我道歉，說再也不想那樣對我了，她說自己經常需要面對餓怒的困擾。

但我忘不了她因餓怒表現出來的樣子，因為已經發生過好幾次了。一個人若因錯過一頓飯或餐廳上菜太慢而餓怒頻發，我很擔心能否和她經營一段長期的關係。

之後我們交往了一年。有很多導致我們分手的原因，其中大多數與餓怒無關，但回想一下，餓怒卻是其中一個原因。僅僅因為你重要的另一半餓了，你就應該被那樣對待嗎？絕對不行。

我們經常想到飢腸轆轆會如何影響自己，卻忽視了自己的飲食習慣會如何影響周圍的人。畢竟，我們如何照顧自己也會對周遭的人產生巨大的連鎖反應。

布魯克和妹妹潔奇打算一起去買結婚禮服，潔奇是特別從芝加哥飛來幫忙挑選完美禮服的。這將是馬拉松式的一天：潔奇週六才能到城裡，第二天就要飛回去，於是她們預約了城裡三家最漂亮的婚紗店，打算抓緊時間，一家接著一家連續試穿。

每到一家婚紗店，潔奇都不知疲倦地在試衣間和展示區跑來跑去，不厭其煩地幫姐姐拿禮服。布魯克試穿了夢想禮服——都是A字形高腰款。在最後一家店裡，她們終於選到了心儀的禮服。

姐妹倆回家時已筋疲力盡。她們攤坐在布魯克家客廳的椅子上，開始暢談過去的時光，並想像潔奇的伴娘禮服。潔奇回憶起小時候媽媽是怎麼打扮她們倆的。兩個女孩並非雙胞胎，但只相差十八個月，所以媽媽常把她們打扮得一模一樣，直到她們長大能夠自主挑選衣服。

這本該是對往事的愉快回憶，但隨後談話迅速發生了意想不到的變化。淚水從潔奇的臉頰上滑落，「妳太自私了，」潔奇對布魯克說，「妳總是穿我的衣服。妳是媽媽最喜歡的孩子，所有最好的衣服都給妳，她還老是帶妳去購物。」

布魯克是個好姐姐，她沉默了片刻，這次不愉快的談話真的與她們四歲時挑選的衣服有關嗎？不是的，布魯克意識到，這是餓怒造成的強大影響。她曾目睹妹妹在吃飽前後情緒上的差異。當然，忙了一天，布魯克自己現在也很餓了。

布魯克不想陷入潔奇的負面想法中，那只會讓事情變得更糟。她們剛剛度過了美好的一天，她也知道自己能夠改變話題的希望十分渺茫。

於是，她看著妹妹，輕聲說道：「我們去吃點東西吧，我想我們都累了，脾氣也不大好。」

布魯克朝冰箱走去，打開後快速翻找。然後她拿著優酪乳跑向妹妹，就像急救人員在緊急情況下幫病人打點滴一樣。她們每人各吃了一杯優酪乳，沒多久，那個陷入餓怒的潔奇就消失了，布魯克自己的心情也好多了。每吃一口，潔奇就活躍一分，重新找回了自我。她有趣的那一面又回來了——還是那個開心過了一天，也是姐姐造型師的潔奇。

吃了些東西後，潔奇便為剛剛脫口而出的話向布魯克道歉。她承認，她剛剛察覺到一陣因飢餓產生的憤怒，但並沒有意識到購物是餓怒產生的罪魁禍首，因為購物出奇地令人亢奮，也讓人筋疲力盡。「我們應該在逛第二家和第三家婚紗店中間休息一下，」潔奇坦白道，「那樣就不會餓過頭而情緒失控了。」

姐妹倆從這件事中吸取了一些教訓。下一次在進行緊湊或長時間的購物行程前，要先補充點能量，另外聊天之前也要吃得好些，尤其是在容易情緒激動的日子。

她們也把這些經驗用到了婚禮上。潔奇認為，婚禮的當天早上先讓大家補充點能量是非常重要的，這樣可以防止有人脾氣爆發。婚禮本來就是情緒高漲的時刻，她們可不想冒險有人因為一些昔日的家庭糾紛，而引發餓怒抓狂。

在這個重大的日子裡，她們無法掌控一切，但可以從好好填飽大家的肚子開始。因此，潔奇在婚禮前準備了一頓富含蛋白質的早餐，並在儀式和接待賓客的空檔，以及拍照期間準備了一些零食。結果，婚禮進行得非常順利。

時至今日，談到餓怒事件，姐妹倆還會相視而笑。真是謝天謝地。

成長環境對餓怒的影響

梅蘭妮告訴我：「我丈夫生氣時，會肆無忌憚地拿我出氣。」當她的丈夫餓怒時，不僅她會受影響，方圓百里的人也都會知道。梅蘭妮在那時會盡量更體貼丈夫，但他毫不領情。當她沒吃飽時，丈夫會指責她「難搞」，卻不處理自己的餓怒，這讓梅蘭妮很煩惱。

「他為什麼會這樣？」她問我。

我的想法是：受成長環境的影響，有些人在餓怒時可能更容易表達不滿，表現出攻擊行為會令他們感到自在。而梅蘭妮來自視衝突為大忌的家庭：稍有不慎的言詞就可能導致對方沉默以對。當餓怒發生時，生在這種家庭的人會感到內疚，憤怒情緒隱忍不發，或者以隱密的方式發洩攻擊性。梅蘭妮在餓怒時根本就不會直接發火，她有一個私密的筆記本，寫滿了一頁又一頁憤怒的想法。裡面的內容既真實又毫無保留，是梅蘭妮未曾表現的感受。

而我的另一位諮詢者，來自紐約一個毫不掩飾情緒的家庭，他曾因路怒被員警傳訊。當他餓怒時，會立刻在路上與人大打出手，或者破口大罵。這兩位諮詢者之間的區別不僅在於餓怒程度，在一定程度上也受到性格、家庭背景和文化的影響，這些因素決定了他們表達負面情緒的自在程度。

囚犯能否假釋，由法官的飢餓程度而定

研究人員還發現，餓怒不僅會破壞人際關係，還會嚴重影響我們的決策能力。試想，囚犯獲得假釋的機率居然可能取決於法官是否餓了，這種事有多離譜！

在一項針對以色列法庭的研究中，來自美國哥倫比亞商學院的喬納森．列瓦夫和同事們分析了由八位法官主持，為期十個月，共一千一百一十二次的假釋聽證會。一天當中，法官們會有三場庭審，每次庭審中的數次休庭都可以用餐或是吃些零食。法官可以選擇休庭的時間，但無法決定接手案件的類型或是順序。

審訊剛開始時，囚犯的假釋機率為百分之六十五。等庭審結束時，假釋機率幾乎降至為零，而在法官吃些小點休息後，這個機率又會回升至百分之六十五。精神疲勞可能是造成這種情況的部分原因。當我們感到疲憊時，就會選擇最不費力的決定。因此，當法官疲累時，可能更容易沿用之前的決策，拒絕犯人的假釋。

研究人員指出，飢餓和低血糖也會導致精神疲勞。用餐過後，法官們的判決發生了明顯的變化。大多數情況下，他們在飢餓時會變得更加不近人情。一想到命運可能取決

於法官是否進食、休息，就令人不寒而慄。不過，這可能也給予我們警示：該何時向老闆或其他重要人物尋求幫助呢？就在午餐過後（請不要在午餐前提出任何重大請求）！

對於法官的判決，研究員安德莉亞斯・格洛克納（Andreas Glöckner）給出另一種解釋。他認為，法官通常會把簡單的案件安排在上午，而這可能會導致更嚴厲的判決。他們這樣做，是因為較為複雜、耗時較長的案件很可能占用他們的午餐休息時間。

說實話，我們也無法確定是什麼導致法官做出更為嚴厲的判決，原因可能十分複雜。但有一件事是明確的——對法官或任何人而言，在空腹時做出重要決定都是不可取的。我就不想在吃午餐前面對法官，你願意嗎？

在針對低血糖影響思考所做的四十二項研究分析中，研究人員調查了決策的四個面向：購買意願、工作意願、耐心程度和決策風格。他們發現，在與食物相關的情境下，低血糖或飢餓感會提高人們的購買意願和工作意願。換句話說，當人們感到飢餓時，他們會不惜一切代價去獲取食物，像是花一大筆錢或是努力工作。然而，當任務與金錢無關時，飢餓使人們花費金錢或付出努力的意願就沒那麼強烈了。例如，你在商場裡飢腸轆轆時，就不太可能去費力尋找不同尺寸的衣服，或者花費高價買一件你想要的襯衫。

此外，血糖值較低時，人們會對選擇食物感到很不耐煩，但在做出與金錢相關的決定時，就比較有耐心。

血糖值低也會使人不深思熟慮，而更容易靠直覺選擇食物，對此我們已知之甚深。感到飢餓時，我們不會靜下心來認真思考，而只會抓住第一眼看到的東西。整體而言，血糖值低會影響決策，尤其是有關食物的選擇。

不要在飢餓時做出重要決定的另一個原因是飢餓素，這是一種會在餐前由胃腸消化道分泌的荷爾蒙，能增強食慾，而且對決策和衝動控制都有負面影響。為了更加瞭解其作用，研究人員觀察了老鼠體內飢餓素含量增加會產生什麼影響。他們發現，將飢餓素的程度提高到老鼠會感到飢餓的狀態時，老鼠會表現得更加衝動。這些老鼠都接受過訓練，牠們只要不按壓槓桿便可獲得獎勵。但是，當飢餓素濃度很高時，老鼠很難控制自己，儘管這代表牠們會失去獎勵。這說明我們衝動之下做出的決定和行動永遠不會是最好的選擇。

餓過頭會讓人變笨

「我明天要參加ACT考試（美國大學入學考試），」高中生貝姬對我說，「我太緊張了，分數可能會影響我未來能否成為物理治療師。我一定要睡個好覺，還要吃一頓真正健康的早餐。」我恰巧知道貝姬幾乎每天都不吃早餐，於是我停頓了一下，問她為什麼有此打算。她不假思索地說：「這樣我考試時可能會更加專注。」

我不得不委婉地對她說，這種情形十分諷刺。在某一天，貝姬充分意識到吃一頓豐盛早餐的重要性，她也不想餓著肚子或沒吃飽就去參加考試。在她心中，「早餐=專注更集中」，這樣的關係極為明確。但在平常的日子裡，專注力就不重要嗎？貝姬每週都會在學校參加關乎未來的重要考試，需要她全神貫注做出每一個決定，可是為什麼只有考試那天才值得努力，其他的日子就不需要嗎？

我說這些話時，貝姬笑了。

「我從沒那樣想過。」她說。

貝姬不是特例，餓怒對大腦的影響在學生身上尤其明顯。近期劍橋大學一份綜合多項研究的報告，內容有一個共同點：吃早餐不規律的孩子，在學校表現也不好。不吃早餐，孩子們的認知能力、情緒和頭腦靈敏程度都會受到影響，此外，他們也需要更多的睡眠。但遺憾的是，百分之二十至三十的兒童和青少年仍然每天都不吃早餐。鑒於吃早餐有助於提高記憶力，並能改善認知測試中的表現，他們不吃早餐這點實在令人憂心。

我們從食物中攝取葡萄糖為大腦提供能量，研究證實，葡萄糖有助於增強識別記憶、改善視覺空間功能（即大腦操縱二維和三維物體的能力）、加快處理速度和反應時間、強化工作記憶、提升解決問題的能力和注意力。哇！這些都是我們在應對一天挑戰所必須具備的能力！

大多數人也可以引用自己的「研究」，來說明餓怒對決策的影響。我的諮詢者一再承認，他們會因餓怒時做出的決定而後悔：像是胡亂吃些垃圾食品解饞止餓，或是於公於私都會犯下愚蠢的錯誤。《城市詞典》（*Urban Dictionary*）收錄了「愚蠢的飢餓」（dumb hunger）一詞，將其解釋為「餓到無法做出決定」或是做了愚蠢的決定，比如在加油站附設的便利商店吃不新鮮的熱狗，或是因為太餓了先去吃午餐，因此錯過一個重要的會議，之後你就會非常後悔做了那個決定。

在談到飢餓和後悔不已的決定時，史蒂芬妮尷尬地提到她的鳳梨裙。在衣櫥最裡面，她掛了一件浮誇的黑色連身裙，上面綴滿了鮮豔的黃色鳳梨圖案。當初她買這條裙子是為了去墨西哥度假，但如今已掛在那裡很多年了，連標籤都還沒有剪掉。她之所以一直沒丟，一部分原因是她難以相信自己真的買過這麼難看的衣服，另一方面是這條裙子就像個自我提醒的警告。她解釋道，她買這件裙子，正好是逛街途中飽受餓怒折磨的時候。她還清楚記得當時的想法：「不管了，我快餓死了，就買這條吧。」

你也有過這種經驗嗎？在餓怒發作時亂買東西，事後又後悔莫及。

雖然我是個整天都在處理餓怒問題的心理學家，但當我自己面臨餓怒時，也難免會做出一些不理智的決定。

幾年前，我在加州做了一場關於正念飲食的演講。我是整個專家組最後發言的人，而排在我之前的醫生講者還在繼續演講，比預計的時間超過了兩個小時。演講終於結束，走出房間時，我意識到自己已經餓到不行了！肚子咕嚕咕嚕叫，頭也很痛，但我馬上就得趕去下一場演講。絕望之下，我打開了手提袋，往裡面翻找，結果發現一袋不知放了多久、幾乎被壓成碎屑的什錦果乾。我開始問自己一連串的問題：「這些東西到底放多久了？它們怎麼會在包包裡？」以制止自己想把這個過期的東西吞下肚的衝動。我想到了，我是在幾個星期前把果乾包好的，那時我正準備去探望雙胞胎侄子和侄女。飢餓的力量最終壓垮了我試圖保持理智的嘗試。我放棄了，把果乾全部吃光。

吃完後我幾乎立刻就後悔了，我根本不愛吃什錦果乾。在任何情況下，我都不會吃小孩子的零食，它們對緩解飢餓毫無益處。我本應根據經驗值做更好的打算：我曾參加過近百場會議，話多的演講者幾乎總是超出預定的時間限制，我應該事先就準備好一份美味的好零食。

我的諮詢者也對我講述過類似的故事，結果都是一樣的。通常情況會是：太餓的時候，我們一定會隨手拿起手邊的東西來吃，不管我們是否喜歡它，比如辦公室休息室裡不新鮮的甜甜圈，或冰箱裡的燻腸。

餓怒會讓我們進入食物搜尋模式，這是基本的生理反應，如果控制不住，隨之而來的就是後悔、沮喪、變胖或健康問題。乍看之下，飢餓似乎是件很容易被忽視的小事，餓怒感覺像笑話裡的笑點。但正如我們所見，研究清楚證實，從處理人際關係到每天做出各種大大小小的決定，飢餓對每件事都會產生很大的影響。

擺脫瞎吃的內疚感

控制餓怒的一個極大好處，就是能避免因過量飲食而產生糟糕的感覺。當你極度飢餓時，會影響你想吃的食物，你不太可能會做出健康的選擇。

「我感覺糟透了，真希望我沒吃那個東西！」這是「飽食性悔恨」者的口頭禪。餓怒和飽食性悔恨都會導致嚴重的負面情緒。研究證實，飲食過度或只吃某些特定食物（甜食和巧克力）的人，通常會感到羞愧和內疚。

不幸的是，即使吃一點點巧克力也會引發內疚感。三十七位身體健康、體重標準的女性中，有的吃了巧克力棒、蘋果，有的什麼都沒吃。她們分別在進食之前，和進食後的五分鐘、三十分鐘、六十分鐘和九十分鐘，對自己的感覺進行評估。結果顯示，吃巧克力和蘋果都能緩解飢餓，改善情緒，提高能量。但吃了巧克力之後，有些女性會感覺良好，有些人卻會感到內疚。

如果吃少量的巧克力就會讓你感到後悔，那麼吃太多的巧克力可能會使你產生強烈的飽食性悔恨也是意料中事。這不僅是過量進食導致的脹氣、肥胖和昏昏欲睡等生理反應，還有未利用有意識的方式進食而產生的糟糕感受。做了決定卻又反其道而行，是讓人感覺最糟糕的事。訣竅在於，吃適量的巧克力，既能滿足自己，也不會讓內疚感左右自己的決定，你可以找到享受甜食與保持愉快心情的平衡點。

我們研究了沒有吃到足夠食物時會出現的情況。但是，當餓怒導致我們吃得過多時，又會發生什麼呢？

凱莉和我分享了她的一天。一大早，她先生去了麵包店，一向節儉的他買了一打（十二個）的特價甜甜圈——傳統糖霜口味，那是她的最愛。他記得這件事，這說明他在挑甜甜圈時有想到她。丈夫和兩個孩子每人各吃了一個甜甜圈，然後去上班、上學了，留下她一個人和九個甜甜圈。

「甜甜圈在盒子裡『盯』著我，」她告訴我，「還熱騰騰的，聞起來就像整間麵包店都被搬進廚房裡。」離她出門上班還有十五分鐘。「我本來只想吃兩個，」她說，「通常，我會只吃一個或兩個，然後再吃點水果。」

凱莉喝了一杯咖啡，吃了一個甜甜圈。甜甜圈在她嘴裡融化，味道好極了，甜蜜和黏黏的口感簡直無比完美。不知不覺，第二個甜甜圈很快就被消滅，而且速度快到驚人。她把第三個甜甜圈掰成兩半，對自己說：「再吃一半就好了。」但吃了一半之後，她又把剩下的掰下一半，然後索性把最後的四分之一也放進了嘴裡。她想，反正也只是一小口，還留著幹什麼呢？

甜甜圈實在太好吃了，她又拿了一個當下午茶。但在開車去上班的路上，喝了幾口咖啡後，她意識到自己又在啃甜甜圈。

開始工作的時候，凱莉因為喝了太多咖啡、吃了太多甜食而神經緊張，過度興奮，心裡還一直在想早上要做的報告。她確實感受到了身體的緊張，也為自己吃了最後一個甜甜圈而倍感自責。三個甜甜圈就已經太多了，但其實她根本不想吃第四個！她想知道這究竟是怎麼發生的。她知道自己吃得太多了，一點也不舒服。

凱莉想：「我是個聰明的女人，每天都在做各種決定。那為什麼我就不能堅持自己的決定，只吃兩個甜甜圈呢？」這個問題一直在她腦中不斷出現。「我怎麼能像滾雪球似地連吃四個呢?!」

當她快速穿過大廳走向辦公室時，她能感覺到自己的怒氣正在不斷上升。其他人也感同身受，她的員工四散逃到各自的辦公室裡，希望能躲開她。她的連身裙很緊，這讓她心情更糟，想法更負面。

十一點時，櫃臺的同事拿出剩菜，用微波爐加熱。那是泰國菜。當她在辦公桌前開始吃的時候，濃烈的咖哩味飄向凱莉。她雙手重重地拍在桌子上，站了起來，大步走向那位同事，開始怒罵：「整個接待區都是咖哩的味道！別人還怎麼工作，還有什麼效率可言？」

被罵的同事驚訝得直往後退，尷尬地趕緊拿起便當盒跑到休息室。凱莉回到辦公桌，開始充滿怒氣地在電腦上打字。但當她稍作停頓時，她為自己和同事說話的方式覺得很內疚。她是真的討厭咖哩的味道嗎？不是，她是喜歡的。真正讓她感到不舒服的是自己的身體和那條緊身連身裙。她明顯感受到了飽食性悔恨的後果。凱莉緊咬下唇，神情尷尬地向我講述了這件事。

她說，那天稍晚她才感覺好了一些。於是她找到那位被罵的同事，表達了歉意。她告訴對方，那一整天她都過得很糟，但這並不該是以惡劣態度說話的藉口。

那次的經歷讓她體會到產生飽食性悔恨的強大影響，她告訴我：「那樣的我脾氣壞透了，會毫無理由地生氣，暴躁易怒得可笑。」她的這一面不僅出現在工作中，也發生在家庭生活。凱莉身邊大部分的人都不知道她的怒氣是受到食物種類和身體因素的影響，他們都以為她這個人就是這樣。

幸而故事的結局還算不錯，凱莉嘗試了本書推薦的餓怒管理技巧，掌握了決定吃幾個甜甜圈的方法，並堅持實踐。最重要的是，她學會了坦然享受所有用心挑選的食物。可見，會產生餓怒並不僅僅是因為吃得不夠，凱莉的故事證實，過度進食同樣也會讓人不適和難受。我的一些諮詢者有時會承認自己非常消極的一面，比如：「吃得太多時，我會痛恨自己，也討厭周圍的一切。」

有些憤怒是由過量進食所引發的生理反應，比如因為吃得太撐，肚子脹脹的；但我們也會因失控而倍感憤怒。當我們無法將某事堅持到底時，對自己的失望就會如滾雪球般地轉變為罪惡、悔恨、羞愧等感受。而餓怒管理計畫就是要幫助人們戰勝這些不良感受。

想想餓怒對你的影響，它在哪個方面影響最大。是你如何做決定，還是人際關係？它是令你失去理智，怒氣沖天，還是讓你無法保持頭腦清晰？

現在，從另一方面想想，正念飲食會如何改善生活？遠離餓怒能帶來哪些益處？如果如你所願地放縱食慾，又會有什麼不同？

是真餓了，還是嘴饞？

為什麼我們會輕易對所愛之人加以批評指責，或是因為一點小事就大發雷霆，難道就因為餓了嗎？如果能先以一份簡單而健康的輕食稍稍果腹止飢，我們為什麼要忽略強烈的飢餓感而設法熬過一天呢？我們內心發生了什麼事？飢餓為何會引起強烈的情緒波動？

非常簡單而基本的答案是：因為我們感到飢餓時，血糖會下降——有時甚至是急劇下降。而低血糖會使我們變得更具攻擊性，這是正常且自然的生理反應。

在穴居時代，人在飢餓時具有攻擊性是件好事，它會促使人全心投入與動物或是其他人的搏鬥中，繼而獲得食物。那個時候，餓怒者存活的可能性更大。但現在，餓怒這件事比血糖降低要複雜得多：它是荷爾蒙、身體各項機能以及心理狀態之間相互作用而形成的複雜結果。

為什麼不餓時想吃，餓了更想吃？餓怒的四種類型

飢腸轆轆並不總是我們進食的主要原因。產生飢餓感的原因各不相同，有時是生理原因，有時則不然。不同種類的飢餓會引發不同類型的餓怒，需要不同的方法進行管理。

所以在陷入餓怒前，重要的是瞭解你要應對的是哪類餓怒。

一、身體覺得餓了：這是健康的飢餓類型。因為你已經很久沒有吃東西了，身體覺得餓了，肚子開始咕嚕咕嚕作響，而且你會感到疲憊。無論是吃不飽、吃不好，或是吃得過多，身體都會感知到，這些是屬於飲食的生理性因素。

當身體的飢餓轉化為餓怒時，你會變得急躁、易怒。

產生這類的飢餓時你會想：「我要餓死了，都給我讓開，我要吃點東西！」

二、大腦覺得餓了：這種飢餓始於大腦。有時飢餓並非生理性，而是心因性

的，通常被視為一種渴望。比如，隔壁房間的巧克力馬芬蛋糕讓你垂涎欲滴，或是你一整天都幻想著能吃到熱騰騰的紐約式義大利香腸披薩。

當這種飢餓轉化為餓怒時，你會覺得特別渴望某種特定的東西，而不是希望能吃到營養的食物。如果無法如願，你會感覺像失去了什麼東西或是很失望。

產生這類的飢餓時你會想：「我真的很想吃這個東西。」

三、心裡覺得餓了：你是發自內心地覺得自己餓了。這種飢餓由一種情感所觸發，可能是積極的情感（比如：想持續感到愉悅），也可能是消極的（比如：壓力、焦慮或是無聊），你想要藉由食物來緩解。無論是哪種情緒，這類型的飢餓都並非因身體所需所產生，而是情感上的需求。

當這種飢餓轉化為餓怒時，你會想得到一時的安慰，或產生逃避負面情緒的衝動，但滿足此類餓怒通常在事後會使你感到懊悔和內疚。

產生這類的飢餓時你會想：「我需要來點巧克力。」

四、手覺得餓了：這種飢餓並非生理性的，而是由無聊和近在眼前的食物觸發的，是它們的外觀和氣味觸發了感官的反應。

比如，你路過一家麵包店時，聞到了肉桂捲的香味，或是在辦公室的茶水間看到一盒精緻的巧克力餅乾，突然間，你會想要馬上吃到這些小點心。其實，你不過是嘴饞想吃點東西而已，並不是真正的生理上的飢餓，只是因為食物唾手可得。

當這種飢餓轉化為餓怒時，你會發現自己的感官異常敏銳，整個身體都在做出反應，像是：流口水、用力聞食物的香氣，或是目不轉睛地盯著食物。你的手還會不自覺地伸向食物，因為它刺激著你的所有感官——因為食物就近在眼前。

產生這類的飢餓時你會想：「食物就在這裡啊，而且看起來的樣子，還有聞起來的味道都棒極了。」

影響餓怒的三種生理因素

如果我有一根魔杖，那麼我要做的事情會有很多，其中之一就是把人們對自己和瞎吃、怒吃的指責一掃而光。比如，「我怎麼會蠢到吃那個？我並不是真的很想吃。」或是「我其實知道不該再點一塊布朗尼蛋糕的，我真是個白癡。」

雖然我並沒有讓想法成為現實的魔杖，但我確實有一些極可靠的資料顯示，餓怒並非個人失敗的行為，往往是純粹的生理結果！想一想身體裡究竟發生了什麼，你就會理解經常產生餓怒的原因，以及為什麼提前應對它很重要。

餓怒完全是一種正常且自然的反應，受許多生理因素驅使而產生。此處，我將針對其中特別明顯的三個因素加以解釋，分別是：血糖失衡、「壓力荷爾蒙」皮質醇，以及會影響食慾的惱人神經肽。

一、血糖

造成餓怒的第一個原因就是血糖值的波動。吃東西時，你的身體會從食物中攝取大量營養素——蛋白質、脂肪以及碳水化合物，並將它們分解成更小的化合物，主要是胺基酸、脂肪酸和單醣。這些化合物將會被輸送到身體各處，滿足我們所有的能量需求，從最基本的呼吸到更為劇烈的活動（如跑步一千公尺或是參加一場考試等）。等到一段時間沒有進食，血糖值就會下降，身體需要的能量無法獲得滿足，機能就會失常。

葡萄糖是身體的主要能量來源，因此低血糖極易導致虛弱乏力、暴躁易怒和注意力不集中，尤其是在你不得不撐過忙碌的一天時。兩餐之間的時間間隔越長，葡萄糖在體內血液中的循環就越少，供給身體運轉的能量也會減少，就像試圖讓一輛沒有汽油的車運行一樣。

大腦運轉同樣也需要葡萄糖，因此只有葡萄糖供給充足，才能達到最佳的工作狀態。關於葡萄糖，不僅其含量很重要，來源也同樣重要。吃巧克力或杯子蛋糕會導致能讓能量迅速飆升的糖分激增，但這種能量提升不會持續太久，因為巧克力和杯子蛋糕中的單醣會迅速將葡萄糖釋放到血液中，只能提供約二十分鐘的警覺期。然後，暫時獲得的高濃度糖分會逐漸消耗，血糖值下降，我們就會感到焦慮不安，注意力無法集中。

但如果攝取代謝較慢的碳水化合物，如富含纖維的食物（全穀類、堅果和漿果（如：葡萄、番茄、荔枝）），等量的葡萄糖將會在更長的時間內釋放出來，這代表要

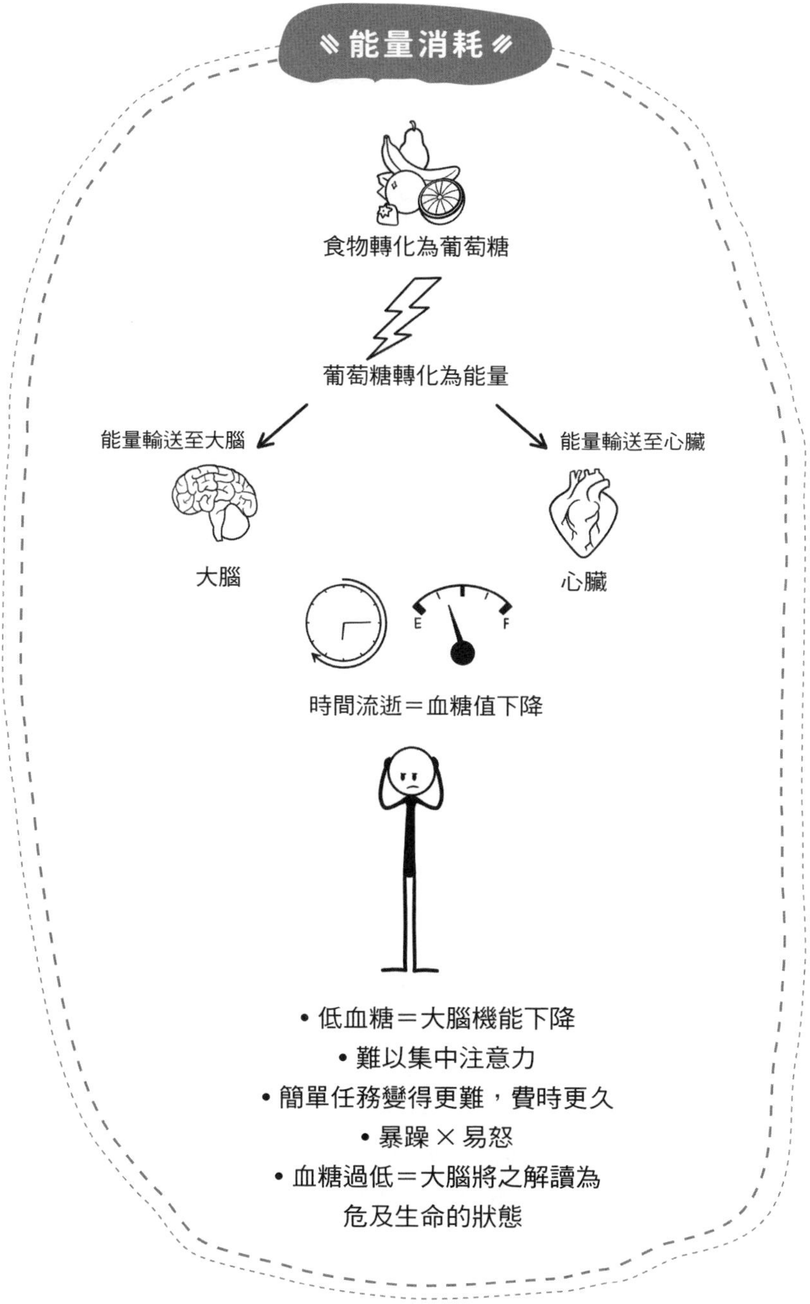
能量消耗
食物轉化為葡萄糖
葡萄糖轉化為能量
能量輸送至大腦
能量輸送至心臟
大腦
心臟
E
F
時間流逝＝血糖值下降
• 低血糖＝大腦機能下降
• 難以集中注意力
• 簡單任務變得更難，費時更久
• 暴躁 × 易怒
• 血糖過低＝大腦將之解讀為
危及生命的狀態

準備戰鬥

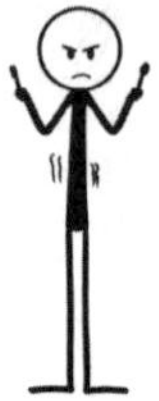

餓慘了

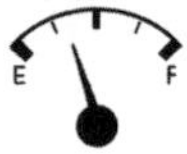

血糖值下降，觸發大腦傳遞指令

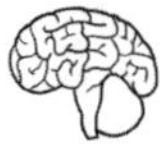

合成並向血液釋放荷爾蒙——葡萄糖反向調節荷爾蒙

↓

腎上腺釋放兩種荷爾蒙

腎上腺素

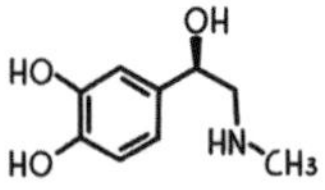

腎上腺素加強攻擊行為

皮質醇

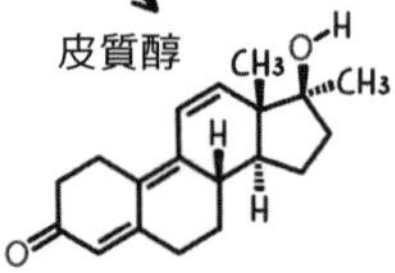

皮質醇引發「戰或逃」的反應

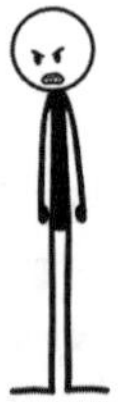

- 此類荷爾蒙增加 × 攻擊行為
- 煩躁 × 易怒 × 咄咄逼人

再進食幾個小時後，我們才會感到精力更旺盛，警覺性更高。

我常把體內的血糖運行過程比喻成汽車的燃料系統。在油箱裡的油快用光前，汽車會先給你一個細微的信號，你必須保持警覺，才能知道油表告訴你油量正在減少。如果你忽略了這點，汽車就會給出更明顯的提示，發出「叮」的響聲或亮燈以引起你的注意。如果你仍置之不理，那麼你就可能會陷入真正的麻煩，車子會立即熄火，甚至突然停下來。這時，你就得拚命尋找距離最近的加油站。換句話說，你的胃需要觸手可及的任何食物。

二、生存方式與壓力荷爾蒙

血糖影響的不僅是精力和注意力。

當血糖值較低時，身體會進入警覺狀態。我們的身體就像極具智慧的機器，會啟動一種防止我們餓死的生存機制，也就是葡萄糖的「備用發電機」。

血糖下降時，身體會釋放荷爾蒙，告訴身體要從脂肪和蛋白質中製造更多的葡萄糖，這個過程叫作「葡萄糖生成作用」。剛開始時，一種叫作「皮質醇」的荷爾蒙會增加，它會刺激肝臟中葡萄糖的生成，使身體充滿能量。接著，腎上腺素會迅速激增，這可能是讓人緊張、流汗和心跳加速的原因，有時也會伴隨著餓怒。皮質醇和腎上腺素共同作用，使心跳及血液流動速度加快，讓葡萄糖在體內能更快地遊走。

當身體或精神處於高度緊張狀態時，人都會做出「戰或逃」的反應。這是我們身體特有的保護機制，也是對生活中的壓力做出的回應。如果我們在樹林裡與一頭熊對峙，我們會希望盡可能獲得額外的能量。

但在現代生活中，來自工作截止日期、家庭問題、財務問題的壓力源源不絕地出現。我們不斷累積各種日常工作，認為身體能夠如常一樣繼續正常運轉，幫助我們度過難關。但如果每天都處在持續不斷的壓力中，皮質醇濃度就會發生奇怪的變化。如果壓力無法迅速消失，皮質醇濃度就會居高不下。而皮質醇濃度太高，血糖就會一直飆升，造成各種不良的後果，像是糖尿病、高血壓或免疫力低下等問題。

所以餓怒不僅會使我們感到沮喪，也會讓那些必須和我們打交道的人感到困擾。如果我們忽視飢餓，長此以往，身體就持續處於失衡和壓力狀態，這不僅會影響我們的心情，還會危及整個身體系統。

三、神經肽Y

影響餓怒的第三大生理因素是一種你可能從未聽過的化學物質，叫作神經肽Y。這是一種天然的大腦化學物質，會在飢餓時釋放到人腦，在大腦中的多種受體中產生作用，包括一種叫作Y1的受體，結果就是產生狼吞虎嚥的進食行為。

神經肽Y和Y1受體有許多功能，它們不僅能控制飢餓，還能調節憤怒和攻擊行為。研究發現，腦脊液中神經肽Y含量較高的人，往往會表現出較強的攻擊性和衝動行為。瞭解這一點可以幫助我們學會透過與食物正確的互動，更好地應對自身內在的攻擊傾向。

可見，有多種生物途徑會使我們在飢餓狀態下發怒、暴躁。雖然生理因素會促使飢餓轉化成憤怒，但心理因素同樣也發揮重要的作用。

餓出來的壞脾氣

我向諮詢者茱莉解釋餓怒形成的生理原因時，她雙手揮舞，眼珠骨碌碌地轉動著。

「對，就是這樣，都是因為血糖，」她說道，「我丈夫是個旅行業務員（traveling salesman），常不在家。我家裡有四個孩子、一個罹患阿茲海默症的七十五歲老人和一

那個食物是我的！

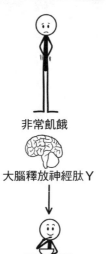

非常飢餓

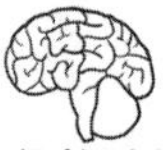

大腦釋放神經肽Y

↓

神經肽Y的增加，刺激食慾及進食行為

分泌過多的神經肽Y，也會增加攻擊行為

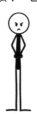

- 神經肽Y增加
- 生理機制的編碼，是為了確保人們進食
- 瘋狂尋找食物
- 競爭性強
- 攻擊性強
- 為獲取食物而不顧社交禮儀

個有躁鬱症的弟弟。這些人對我來說都是壓力，相當於每年每個人讓我增加約兩公斤半的體重，所以我才會這麼胖。」

茱莉的說法是有道理的，她的壓力爆表，還有情緒性進食這件事也是不正常的。

之所以出現盲目、過量進食或無法及時滿足飢餓的情況，並不僅僅是因為血糖，與我們自身的感受也有很大的關係。

😐 管他呢，我才不在乎自己吃的是什麼。

😠 **實際上：我真的很氣我自己。**

😐 我需要用巧克力和糖果來安慰自己。

😠 **實際上：我很難過。我想做些什麼，也許可以吃點東西。**

😐 我想做些什麼，也許可以吃點東西。

😠 **實際上：我覺得很無聊。**

😐 我想吃點什麼東西。

😠 **實際上：我需要些食物讓自己冷靜下來。**

我沒有胃口。

實際上：我受不了，壓力實在太大了。

每個人都有強烈的情緒，但我們並不總是確知該如何處理它們。在現代社會中，我們很容易無視這些情緒，以便能承擔更多責任，做更多事情。但是，當我們與自身的情緒脫鉤，又會陷入混亂和情緒錯位的旋渦中。

我們會誤用食物來排解情緒，無論是無聊、憤怒、焦慮或開心。儘管這些情緒都不是因食物而起，但很多時候，我們就是以吃或者不吃來回應情緒。所以學會識別自己的情緒，並區分它們與飢餓的不同，是養成健康飲食習慣的重要一步。

也許你這一天過得真的很糟糕，沮喪不已，所以回家時在路上買了一盒餅乾，然後又在冰箱裡發現冰淇淋，便一起把它們吃進肚子裡。幾分鐘內，你體會到你期待的快樂和幸福感，但這種感覺只在吃東西的過程中短暫持續，隨後就轉變成失望、沮喪和悔恨。

又或許你的生活壓力太大，所有重要的事情都超出你的掌控範圍。但你知道有一件事是你可以控制的：你的食量。雖然避免進食或是限制熱量的攝取，能讓你暫時有掌控感，但隨後你將陷入一連串的惡性循環：當你無法抵抗餓怒產生的身體反應時，你會覺得比以前更加無助。

從根源上看，這不僅僅是生理因素引起的，情緒狀態往往也會影響我們究竟吃得好不好。餓怒是生理因素和心理因素強力結合所導致，它與我們的身體或心理系統都有關，而且也會對這些系統造成影響。

減重期間為何會脾氣暴躁？

有本經典的連環漫畫叫《凱西》（*Cathy*）。主角凱西一直在節食，卻從未成功過，真是可憐！雖然漫畫中並沒有使用「餓怒」這個詞，但她是整個系列中餓怒的象徵。

舉其中一個例子。週一，凱西再次開始節食：早上九點，她發誓「再也不吃糖果了」；九點十五分，她對兩位同事大吼大叫；九點二十分，她吃了一個甜甜圈。隨著漫畫內容的展開，週一之後的每一天都是如此。最後一幅漫畫上寫著：「計畫進行了三天，我唯一成功做到的就是敵視人類。」

這很好笑，但也很真實。節食者往往會表現出很大程度的偏執。他們走進我的辦公室，向我講述有如史詩般的餓怒故事。有時他們也會以此自嘲，但大多數時候他們不喜歡自己節食時的情緒以及狀態。

有位諮詢者跟我講了一個故事。她看到辦公室裡有些女同事一起吃掉了一個巧克力生日蛋糕。她們開心地笑著，討論著那個濃郁綿密的蛋糕。因為她在節食，所以什麼都不能吃，她其實希望那個蛋糕裡滿是瀉藥。但她承認，她關於那些同事和蛋糕的想法都太刻薄了，甚至連她自己都很驚訝會有這些想法。

節食顯然會嚴重破壞我們的情緒。如果你一直在限制飲食或採用極端的節食法，你就會瞭解這點。這並不是個人的失敗或是自己出了什麼問題，而是節食對身體和心靈產生的影響。許多瘦身食品通常都包含營養含量很低的低熱量食物，比如含有人造成分和甜味劑的低脂產品，這些食品會讓你覺得失去了吃東西的權利，而身體卻渴望健康的熱量和營養。

正如之前所述，大腦需要葡萄糖才能正常運轉。限制自己吃東西時，大腦可能無法獲取足夠的葡萄糖，因此你很難做到清晰思考並控制好自己的情緒。此外，大腦需要特定食物以產生血清素。血清素是一種能讓人感覺良好的化學物質，存在於大腦和其他神經傳導物質中。所以當你限制食物的攝取量時，能調節情緒並讓你感覺良好的化學物質就會受到嚴重的影響。

嘗試執行一個不切實際的節食計畫卻又無法持續時，你會因力不從心而倍感壓力，持續的餓怒風暴就會恰逢其時地出現。在節食時，僅僅一個簡單的食物選擇就會讓你情緒失控。

節食帶來的情緒變化和憂鬱心情往往會讓節食計畫很快告終，依據我的個人經驗和專業角度來看，心情好的時候，你才會想到要吃得更健康並照顧好自己。我曾反覆多次分享下面的觀點：放棄節食，不要再想它，用心吃就可以了。

本章中，我簡要概述了通往「餓怒鎮」（Hangry Town，這是我一位諮詢者發明的新名詞）的不同途徑，這是個你不想常去的地方。但如果真的去了，也請你做個過客，前方有個更美好的理想之地，在那裡你吃的食物會讓你感到心滿意足。餓怒的根源與體內荷爾蒙及血糖值變化密切相關，但這並不是全部的原因。你的情緒以及節食行為也會催生餓怒。希望這一章能讓你思考餓怒是如何發生的，以及它難以克服的原因。

擺脫餓怒的惡性循環

有個好消息要告訴大家：餓怒是可以改善的！

我在前言中曾提到，第一次接觸「管理餓怒」這個概念時，我並不知道該如何將之命名。那時我有兩個蹣跚學步的孩子，為了不讓他們被餓著（我稱之為「求生之道」），每次出門前，我都會在包包裡裝滿香蕉、葡萄和椒鹽脆餅之類的輕便零食，以便隨時能給兩個孩子吃。為什麼？正如每個父母都知道的，餓了的幼兒會導致災難性的後果，而一點點零食就能如魔法般讓孩子的情緒回復正常。雖然我當時並沒有意識到，但布魯克和傑克這兩個孩子，其實正是我的第一批管理餓怒的對象。

第一個孩子出生時，我保持高度警戒，密切觀察寶貝女兒是否顯露出快要飢餓的跡象。有時她會翻我的包包，就像那天在教堂一樣百無聊賴地尋找零食。有時，我能看出她開始像花朵枯萎一樣委靡不振，或變得比平時煩躁。在還沒正確掌握這些跡象之前，我都在反覆試錯。我見過由於錯過飢餓訊號或讓她餓太久的後果，那簡直就是災難！但是整天給她吃零食、嚼東西也不是辦法，這會導致孩子在吃飯時不願和家人一起用餐，哭鬧不停，而引發親子大戰。

但整個過程讓我很感興趣，最終我得到了一些提示，也就是在她很餓前要先趕緊給她一點零食。大多數的父母在管理幼童的飢餓，都稱得上是世界級專家。

但身為成人的我們，管理自身的飢餓信號卻是另一回事。作為一位心理學家，我在成年諮詢者身上看到了會發生在孩子們一樣的飢餓效應。過度飢餓會在短短幾秒內把你從一個完全理性、快樂的人，變成一個毫無邏輯的笨蛋。我曾親眼目睹人們因為太餓或吃太多而感到不適和煩躁，因而對另一半、主管或下屬，以及孩子造成毀滅性的傷害。在那種失控狀態下，他們會脫口而出平時絕不會說的話，甚至那些話根本就不是他們真正的想法。而且，向你的另一半解釋你說了有史以來最刻薄的話僅是因為餓怒發作，這並非易事。

簡單來說，餓怒是指我們忽略身體發出飢餓信號時所出現的狀態。但餓怒的概念也包含飢餓失調的所有形式，包括忽視進食、情緒性進食、渴望食物、吃不健康的食物，或盲目、隨意地選擇食物、暴飲暴食，以及因為沒有攝取足夠的營養而無法對所吃的食物感到滿足。

我們都很清楚，不吃飯會導致餓怒。但多數人沒意識到，即使吃了飯，餓怒的情緒和生理影響可能仍會繼續存在。那是因為餓怒會使我們渴望食物，尤其是富含鹽、糖和脂肪的加工食品，這類食物能即時提供大量的熱量與味道。當我們迫切想大吃一頓時，往往會找這類食物，但它們無法滿足身體所需的營養，所以因餓生怒時吃這類食物，會形成一個難以打破的餓怒循環。

相較之下，正念飲食會產生完全不同的結果。用心選擇的食物能給予身心真正需要的能量，使頭腦更清楚，情緒更穩定。換句話說，有些食物對情緒有益，有些食物則會讓情緒更糟。我告訴諮詢者如何調整並辨識哪些食物會讓身體感覺良好。不論你吃披薩、糖果或是橘子等任何食物，如果能用心吃，效果都會很好，祕訣就是要瞭解食物如何影響你和你的情緒。

我提供的整體建議聽起來很簡單，而且這樣的概念會貫穿全書。用心享受那些能讓思維、心情和身體都倍感快樂和滿足的食物，而不是那些會導致餓怒的食物。

當然，要是實際執行能像聽上去這麼容易就好了。我知道這不是件容易的事，但是請相信我！在接觸諮詢者的日常工作中，我聆聽過數百個故事，並深入臨床研究，我已總結出一些技巧和方法，它們讓正念飲食的習慣成真。

我發現，養成正念飲食的習慣會大大改善諮詢者的生活。他們變得精力充沛，體重獲得控制甚至會下降；他們不再情緒性進食，並與食物建立起更好的關係——他們會將餓怒轉化為快

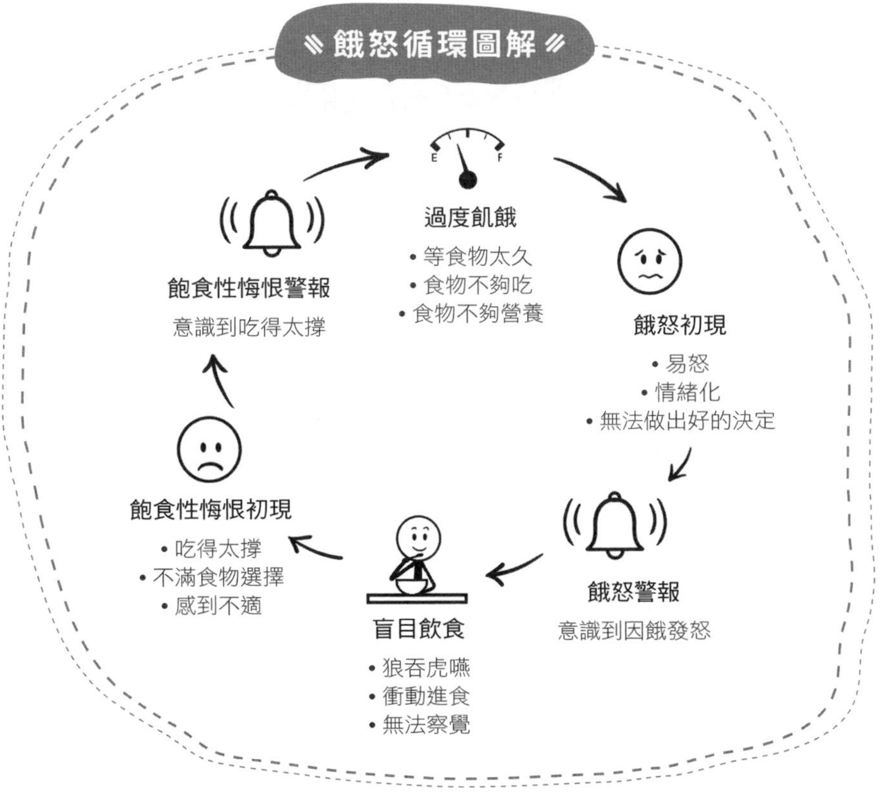

樂。

餓怒管理是我在線上工作時所開發和教授的一系列方法和技巧。經臨床證明，它們可以幫助忙碌的人有效掌控飢餓。這基於正念，即對身體飢餓信號保持敏感，並採取有計畫性的進食方式以避免情緒受到飢餓的影響。而且，就像憤怒管理一樣，這是一種能改善你生活品質的方法。

你可能會好奇，我已經寫了八本關於正念飲食的書籍，為什麼還想再寫一本？（你能感覺到我有多喜歡寫書嗎？）這是因為我從自身

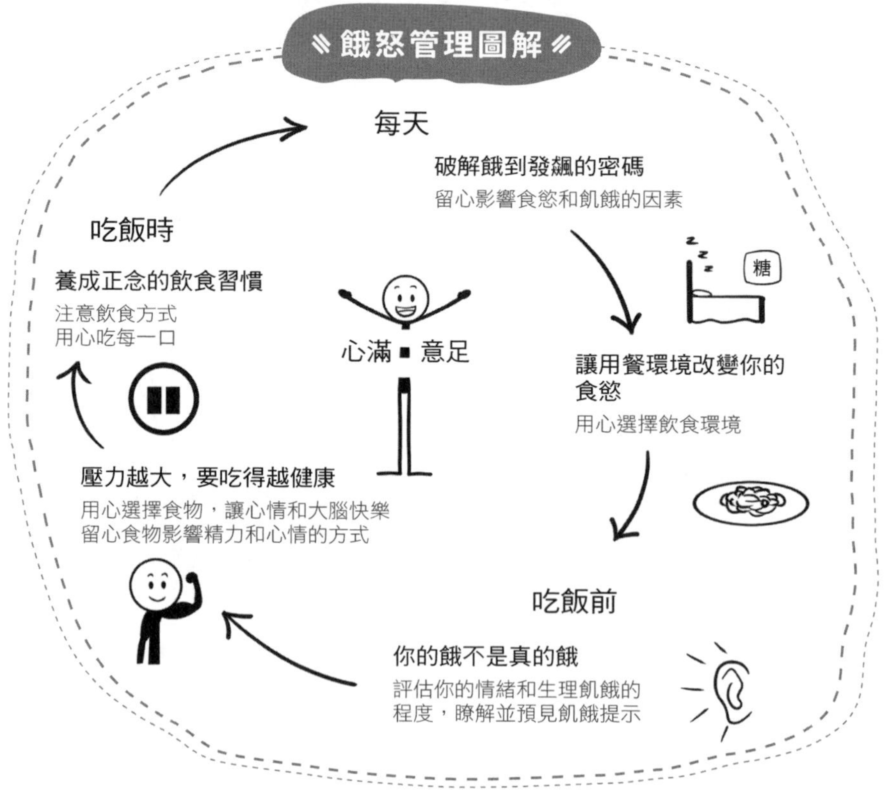

的經驗中得知，管理餓怒對幸福是多麼重要。

就我而言，在攻讀研究所期間，我第一次瞭解正念飲食，那時我每天都在研究與正念相關的飲食心理學。在我親身實踐與教授諮詢者如何在進食時保持自覺的過程中，我開始深入瞭解自己的飲食方式和原因。但當我來到人生的轉捩點時，出現一個新挑戰，讓我重新開始專注於正念飲食，那就是：當我為人父母，工作又非常忙碌時，怎樣才能在感到非常餓之前就先解決飢餓問題呢？只有我一人的時候，用心吃東西會容易得多。但當我生活中增加新的責任和任務時，我就必須以新的方式培養專注力。

我意識到，有時飲食狀況不佳會導致養育孩子的壓力更大，但若飲食情況良好，有些壓力是可以避免的。我需要找到一種能讓身體和思緒都保持良好狀態的方法，防止糟糕的情緒發生，這樣才能應對生活的挑戰。這件事無法一蹴而就，但最終我掌握了正確的飲食方法，使生活健康且有效率。你也可以做到，我見證過這些餓怒管理方法和技巧在各種人身上奏效，並適用於各種情況。

舉個例子，某天，同事走進了我的辦公室，一屁股坐在我面前的椅子上說：「我現在越來越胖了。」他肚子上的贅肉已經突出腰帶。他順時針揉著肚子，同時很尷尬地承認，以前他輕而易舉能完成的事情，現在已經變困難了，比如爬梯子清理屋頂的排水溝，或是在他工作的醫務室裡抱孩子，這些簡單的事情都變得越來越棘手。他覺得當他告訴客戶要吃得好一點，但自己卻很難做到時，簡直就是個偽君子。

他不喜歡「情緒性進食」這種說法。

「我老婆說我是情緒性進食者，」他對我說，「我的工作壓力確實很大，但我沒有情緒性進食。」

我告訴他：「我這裡有個餓怒管理計畫。」

這對他來說是個全新的概念。他聽過餓怒這個詞，甚至還為此竊笑一番。但他從沒聽說過餓怒管理計畫，因為這是我提出的一個概念，用來傳達一種理念，也就是透過有系統的方式解決餓怒症及其引發的一切後果。

他立刻表示很有興趣，因為他喜歡有計畫的想法。從那一刻起，他的生活幡然改變。我們一起討論了影響他管理飢餓的因素。事實證明，壓力是其中一個重要的原因。

時間快進到今天：如今他已經減掉了大肚腩，但那不是我們關注的重點，重要的是，他現在更健康了。而且更好的是，即使在充滿壓力的日子裡，他對自己的活力程度和食慾控制能力也都很滿意。食物成了他度過一整天的幫手，而不是妨礙者。

本書提到的方法改變了他的生活。在臨床實踐中，這些方法也改變了各種人的生活，相信同樣也會幫助你改變生活。

特別值得注意的是，如果你在進行餓怒管理時或結束後仍遇到困難，那也沒有關係，請務必與合格的健康專家討論。有時，你需要額外的支持來解決這些問題，有時還可能潛藏與身體健康有關的醫療問題。

我們已經不是小孩子了，不要被飢餓引發的崩潰所支配。我們可以像警覺的直升機媽媽一樣，快速而有效地辨識自己的飢餓信號，並對其做出反應，讓自己保持健康和快樂。

那麼，餓怒管理是如何發揮作用的？

如下表所示，這一切都是基於一個簡單的轉變：從無意識的習慣，轉變為更專注於告訴你何時該停止或開始進食的特定提示。

餓怒管理的好處

提高生產效率／做出更好的決定，並集中精力／情緒更加穩定／減少情緒性進食／控制體重或瘦身／正念飲食／人際關係變好

接下來，是見證奇蹟的時刻

以下是餓怒管理每個部分的簡要概述。

首先，每個技巧都是以一個簡短的問題為開頭。但這些問題並沒有正確答案，而是幫助你以正念的方式自我反省。你可能會發現自己在自言自語：「對，這說的就是我，我真的需要注意這些事。」或者你的想法恰好與此相反：「這個技巧我已經非常熟悉了。」不論你的答案是什麼，對於某一特定的技巧或習慣該如何在自己身上發揮作用，

你都將有更深入的思考。

第一章 ▽▽▽ 破解餓到發飆的密碼

在第一章中，我們將深入討論會影響你飢餓的原因。換言之，某些因素會讓你的飢餓信號變得更強烈或是難以分辨。各種誘因都會使我們覺得自己餓了，或是比平時更餓，像是環境、睡眠不足、壓力、社會場合、情緒……等原因。令諮詢者驚訝的是，有許多因素根本與食物無關，他們發現自己一直在錯誤的地方找答案。比如，相較於餐桌上的食物，臥室裡的睡眠習慣更可能是觸發餓怒的罪魁禍首。

當飢餓來襲時，飢餓的誘因就會被放大或模糊掉。在本章中，我們將討論如何以正念應對各個誘因。雖然你可以粗略地翻看本書，但我還是建議在關注飲食方式前先看看這章的內容，因為處理好其中一些潛在因素，就可能使正念飲食變得更容易些。

第二章 ▽▽▽ 讓用餐環境改變你的食慾

與管理飢餓相關的另一個強而有力的方法，就是掌控環境因素。無論辦公室的休息區裡是否有零食、零食是否健康、你是獨自吃飯還是與人一起用餐，又或你吃飯時是否看手機，你身處的環境對於你吃什麼和吃多少都有很大的影響。此外，在家吃飯或在工作地點用餐，也會讓我們受到不同的影響。

因此，我們將討論如何打造一個平靜的用餐環境，以及透過其他方式創造一個正念飲食的美妙港灣。

第三章 ▽▽▽ 你的餓不是真的餓

在這章中，你將學會如何真正傾聽自己的飢餓。在與諮詢者合作的過程中，我發現有時候很容易辨識出飢餓的跡象。像是你的胃會發出一些非常清晰的信號，就像在安靜的房間裡發出的轟隆聲響，每個人都能聽到。但有時這些信號非常微弱，你需要仔細聆聽才能準確瞭解身體在傳達什麼需求。

多年來，我有很多諮詢者一直試圖讓自己的飢餓信號處於靜音狀態。重啟這些信號可能會很棘手，但這對於正念飲食來說非常重要。這一章將告訴你如何調高這些信號的音量，用心傾聽身體的需求，並有意識地做出回應。

第四章 ▽▽▽ 壓力越大，要吃得越健康

接下來，為了做出讓自己快樂的正念選擇，你需要意識到食物，尤其是一些特定的食物，會對你的心情產生深遠的影響。因此我們將討論研究發現在特定食物以及它們對人們情緒的影響。

我認為這一章十分有趣。會導致餓怒的不僅是進食量，還包括食物的品質。我們的身體會準確感知我們所攝取的食物，無法被誤導或欺騙。此外我還想強調：食物並無好壞之分。我們只需關注食物對自己以及自身情緒的影響。當你留意飲食後身體的感覺及情緒時，你會注意到自己已開始用更有意識的方式選擇食物。當你想要某種感覺時，就會選擇特定的食物，因為你已經瞭解食物如何影響著你。

第五章 ▽▽▽ 養成正念的飲食習慣：正念飲食的十個要點

最後一章，我將深入探討如何正念飲食，只要做簡單的十件事，就從更加用心看待每一餐與每一種零食開始，我將之稱為「正念飲食的十個要點」。你可能一次就可以把

這十條要點看完，但如果這些資訊讓你應接不暇，那就每天看幾條，並且在那一天，把正念意識運用到自身的一個行為或習慣中。你不必改變任何事情，只需注意生活中的飲食方式即可。

管理飢餓從來都不只是個遵循規則的問題，我們可能希望答案能簡化成一句「要這樣做，而不是那樣做」，希望它能簡單易行。但當你運用內在智慧時，它就可以變得很簡單。

這不是一本跟規則有關的書，而是希望你了解自己以及與眾不同的個人模式。因此，你可以瞭解屬於你個人的飢餓信號和餓怒觸發點，並在餓怒爆發前就先辨識出來，這些正念練習會讓你與食物建立全新且平衡的關係。請記住，餓怒管理並不是有限制的飲食法或是時尚飲食，而是一整套實用的正念心理學工具，能幫助人們更好地管理飢餓和飲食習慣。

準備好了嗎？

那我們開始吧！

餓怒症狀	轉化為	開心的結果
不努力——盲目		付出努力——用心
無意識		有意識
不太能意識到你的日常習慣如何影響飢餓		**破解餓到發飆的密碼：**能夠意識到日常因素影響飢餓水準
環境誘使你吃東西，而不是出於思考地選擇性進食		**讓用餐環境改變你的食慾：**選擇能夠讓你更用心飲食的環境
對飢餓不予理會，過度回應或回應不足		**你的餓不是真的餓：**只有傾聽自己的飢餓，才能用心做出回應
沒有意識到所吃的食物會對個人感受和身體帶來影響		**壓力越大，要吃得越健康：**注意到特定食物對情緒和身體的影響
盲目飲食，無法好好品嚐食物的滋味、對身體的影響、進食節奏、飲食環境以及其他因素		**養成正念飲食的習慣：**正念飲食的十個重點——專注，改變舊模式，享受食物，做出能夠堅持的決定……
盲目飲食＝不快樂、悔恨、不滿		**正念飲食＝**更加愉悅、心滿意足

Part Ⅱ
不讓情緒暴走，遠離餓怒效應

第一章

破解餓到發飆的密碼

你坐到桌前，把餐巾放在膝蓋上，舉起叉子那一刻所發生的，其實與你吃或不吃食物沒有多大關係。吃之前與吃之後發生的事情同樣重要，甚至更重要。舉例如下。

前幾天，我的諮詢者丹妮絲來訪時情緒失控，淚流滿面，整個人非常狼狽。她對自己進行了長達一個多小時的自我批評和貶低，說自己那個禮拜的食物選得「糟透了」。那次和她碰面正好在復活節後。過節前幾天，她熬夜把房子上上下下打掃了一遍。因為她挑剔的公婆打算留下來過週末，她要確保家裡一塵不染。復活節彌撒和晚餐都進行得很愉快。但當公婆離開，孩子們上床睡覺後，她拆開了復活節的籃子，把裡面的花生醬巧克力蛋都吃光了。第二天，她答應自己不再吃糖。但到了中午，她就已經吃完了籃子裡剩下的糖果。那一整天她都焦躁不安的。「糟糕」是她想到能用來描述她在猛吃糖果時和之後，身體感受的唯一詞彙。

第二週，她走進我的辦公室時，完全變了個人。她平靜溫和，面帶微笑，衣著光鮮。她坐下來輕鬆地說：「這一週我過得很好，完全沒有暴飲暴食。」此刻的丹妮絲儼然擺脫了上禮拜的糟糕狀態。

你可能無法理解：怎麼會有人這個禮拜過得像場災難，而下個禮拜卻又一帆風順呢？

面對花生醬巧克力蛋崩潰的那個禮拜裡，丹妮絲白天在護士站工作了一整天，然後整晚都在打掃房子。我有點擔心，以我對丹妮絲的瞭解，她睡眠不足時，情緒和選擇食物的能力，都會出現一百八十度的大轉變。她只是太累了，筋疲力竭導致餓怒發作，即使有一大堆巧克力也於事無補。這個例子清楚表明，生活中的某些因素（比如睡眠不足），會完全掌控你對食物的選擇。

有時，想要改善餓怒，就必須考慮其他生活方式因素的影響。換句話說，在深入管理餓怒之前，先思考一下本章中提到的各個方面，你就可以選擇最輕鬆的方式，並知道該在哪些方面好好努力。

就丹妮絲的例子而言，我們可以花上一整天的時間研究該如何避免失控地吃糖，比如，把糖果收起來、不買糖果或是分散注意力。但實際上，好的睡眠是將所有餓怒管理技巧付諸實踐不可或缺的第一步。對丹妮絲來說，要早點睡覺並不容易。她是個夜貓子，經常在晚上忙著處理帳單、洗衣服。雖然做出改變需要花費很多時間和精力，但是將餓怒轉變為開心獲得的回報更多。

在讀到這章時，想想飯前、吃飯時和飯後發生的事情，是如何影響你的食物選擇？是什麼控制了你的食物選擇能力，讓你不去吃能使你開心又滿足的食物？

方法 01

減壓戒怒吃

「當我又餓，壓力又大時，就得當心了！我會根本不在乎我吃什麼，尤其是在得做出許多決定時，我根本就不擅長做決定。對我而言，要做決定就是一種壓力，這種壓力也會讓我選擇糟糕的食物。我會說『管他去的』，然後不顧後果地拿起眼前的食物就塞進嘴裡。結果呢，儘管我並不是真的想吃，但也會因為覺得壓力實在太大而屈服於情緒性進食。」

每當感到有壓力時，我……

- 會將眼前所見的所有食物一掃而光。
- 根本不在乎自己到底吃了什麼。
- 完全沒有胃口。
- 一邊把手伸向巧克力和薯片，一邊向自己保證，一旦生活不再這麼緊張，自己就會好好吃東西。
- 不會因為有壓力就吃東西紓壓，也會盡量做其他能讓自己感覺好些的事。

無論你的答案是上述哪一個或哪幾個，問題都是一樣的。壓力對食慾毫無益處。

之前我有一位諮詢者貝絲，她當時正經歷一場痛苦的離婚。前夫因為不同意離婚，便不斷發給她騷擾訊息和郵件。悲傷和憤怒讓她苦不堪言，長達數週她都不想好好吃飯。這種感覺令她十分不快樂，身體也不舒服。她描述道，這就是在跟自己嘔氣。「大部分時候我找到什麼就吃什麼，不想在吃這件事上浪費太多精力，甚至有時候會一天三餐都吃麥片。」她說道，「幾天前，我只想躲在毯子裡，整晚吃薯片。」幾個月後，她終於受夠了這種感覺。

貝絲來到我的辦公室，說了她的故事，並告訴我她希望自己能吃得更用心、更專注。當時我就知道首要任務並非改變貝絲的飲食。事實上，除非改變她的壓力程度，否則她是無法做到正念飲食的。我們無法控制她的前夫（儘管她曾經很想控制），但我們能改變她處理壓力和照顧自己的方式。對於我的許多諮詢者來說，在搞清楚壓力在他們的食物選擇中會產生什麼影響前，我們甚至不會談論任何與食物有關的話題。

研究結果顯示：壓力對食慾和飢餓程度有直接的影響。反之亦然，不良的飲食習慣和常感到飢餓，都會使人更緊張。而越有壓力，就越難照顧好自己，也越難覺察自己的飲食。

貝絲正經歷一個許多人都很熟悉的惡性循環。感覺有壓力時，我們通常不會好好吃飯，但這會引發餓怒，進一步給身體帶來壓力。而身處壓力中的我們就更難應對額外的壓力，哪怕只是小小的挫折和煩惱。這也就是為什麼人在飢餓時，很有可能因為一些小事而大發脾氣。

隨著時間的推移，持續的壓力會導致慢性發炎，然後開始在你體內肆虐，造成嚴重的問題。你是否見過朋友在經歷壓力高峰期後突然變老，或是比對過美國總統任職前後的照片？在那一段不算長的時間裡，他們的皺紋增加，頭髮白了——這通常就是長期身處壓力中的表現。

不斷有研究證明，當人們置身緊張的環境中，會更難做出有意識的食物選擇。在一項研究中，有一半的參與者被要求將手浸入冰水中以產生壓力，而另外一半則沒有。隨後，這兩組人要對食物做出選擇，同時機器也在掃描著他們的大腦。剛剛經歷了壓力，將手浸入冰水的那一組，更傾向選擇美味可口的食物，而非健康的食物。

日常生活中，大多數人並不會將手浸入冰水中，但生活中現實的壓力源就像一桶冰水，會突如其來地一次又一次潑到你的身上：艱難的離婚、意料之外的帳單、讓人惱火的親戚、帶給你挫敗感的老闆……在有壓力或飢餓時，請不要做出重大的生活抉擇，這一點至關重要，因為這時你的選擇通常是很糟糕的。

既然壓力不可避免，我們又能做些什麼呢？

美國北卡羅來納大學（教堂山分校）心理和神經科學院助理教授克莉斯汀・林德奎斯特博士，曾與該校博士生珍妮佛・麥科馬克共同撰寫過一篇研究論文，題目為「覺得餓怒了嗎？當飢餓被視為情緒時」。他們讓飢餓的人處於緊張的環境中，看會發生什麼事。研究中，飢餓的參與者被置於煩躁、緊張的環境中：有台電腦故障了，需要他們反覆以人工方式處理單調乏味的工作。相對於飽腹狀態的參與者，處於飢餓狀態的人，在面對電腦故障時表現得更為惱怒。

隨後，在對研究助理的表現進行評估時，飢餓狀態下的參與者比飽腹狀態的參與者更容易給出消極的回饋。總而言之，在不餓時，他們能更好地應對壓力。

基本上，有飢餓感並處於有壓力的環境，會使人的煩躁程度大幅上升。然而，如果能夠留意或增強對自身感覺的認識，即使處於飢餓狀態中，也有助於控制餓怒的產生。

同樣基於此研究，論文的作者認為我們應多加注意餓怒的產生。讓我解釋一下，上述提到的研究中，當要求飢餓狀態下的參與者專注於自己的情緒時，他們更有可能將心情不好歸咎於自身。但是當參與者專注於外界事務（比如讓人焦慮的電腦故障）時，他們會因為壞心情而責怪別人。當參與者意識到自己餓了時，他們會更友善，而很少將壞心情表現出來。他們會告訴自己：「嘿，我真的很餓，這可能就是我心情不太好的原因。」能意識到這一點時，他們就不太可能表現出糟糕的心情，因為他們知道自己為什麼會脾氣暴躁。

所以，實用的建議是：保持警覺，花點時間暫停手邊的事，冷靜下來，評估一下自己的飢餓程度。

Hangry to Happy

讓餓怒變開心

一、承認壓力的確存在

感到有壓力時，請將注意力集中於壓力上。這聽起來好像有點怪，但人們在意識不到壓力時而一味專注於吃喝，往往會感到後悔。他們只有在事後才會意識到自己情緒不佳的真正原因。所以，現在就想想你的壓力程度有多高，是長期居高不下；還是壓力適中，但會短暫地急性爆發？

二、用餐前需保持平靜

如果你感到壓力很大，請記住，在吃每一口食物前先讓自己放鬆。想想「把手浸入冰水」的那個實驗，記住：處於壓力中的我們會做出最糟糕的食物選擇。讓自己從「戰或逃」的模式中冷靜下來，回到當下這一刻。

有壓力時，我們的頭腦會陷入混亂的思緒中，透過放鬆會讓你心入己身，完全專注，清楚意識到當下的感受。

你還可以將放鬆的方法融入用餐的過程中，也就是吃飯前先稍微冷靜一下，這將有助於你更用心地選擇食物。選擇以下一種或所有的方法都可以。

餐盤放鬆法

在吃飯前，將手指放在盤子邊緣。深吸一口氣，以順時針方向繞著盤子滑動手指，在這樣做的時候吐氣。當手指回到原點時再次深呼吸。
請盡可能多次重複這個動作，這會使你感到更平靜。

座椅放鬆法

坐在桌前，將雙腳平穩地踏在地板上，靠著椅背坐直，同時抬起雙腳，持續一會後，再把腳放下。

舉杯放鬆法

雙手捧住玻璃杯，感覺杯子的冰涼度。觀察杯子，上面也許會有凝結的水珠。然後把手放開。之後再重複進行此一動作數次。

餐具放鬆法

拿起餐具（不論是刀叉或湯匙），在桌邊輕敲三次，仔細聽它發出的聲音。注意，這是將你的注意力轉移到身外之物的方法，在此是轉移到聲音上。請重複做此動作數次。

三、善用減壓方法

如果你每天都要與壓力纏鬥，學會將時間和金錢花在能減壓的事物上是十分重要的。比如，上瑜伽課，回家後穿上舒適的睡袍，聽令人放鬆的音樂，進行心理諮商，或是看場電影等。

別再購買減肥產品，改買減壓物品。我在《吃貨的五十種情緒減肥法》（*50 Ways to Soothe Yourself Without Food*）一書中就談到了一些自然、平價但極為有效的放鬆與減壓法。這些方法全都與感覺平靜有關，能讓你擺脫戰或逃的模式。

方法 02

睡得好，胃口就會好

「如果我很晚才下班回家，我就會熬夜，然後迷失在社交媒體的黑洞中。我很難放鬆，大腦總是轉個不停。但睡眠不足的話，我又會感到極度疲憊。這時我就會吃更多零食，希望能藉此恢復活力。吃糖果或咬牙籤似乎成為我在工作狀態下保持清醒的必需品了。」

談到睡眠，我的情況通常是……

- 睡得很少，大部分時間都如同行屍走肉。
- 經常在週末努力補眠。
- 睡眠充足，但偶爾也會有睡不好的時候。
- 會將每晚至少睡七或八個小時視為頭等大事。
- 睡得太多了。

現在是早上七點，你睡眼惺忪。昨天一整晚輾轉反側，未能安眠。你步履蹣跚地走向咖啡壺，此時你食慾旺盛，卻不清楚為何會如此，你明明前一天才吃過一頓豐盛的晚餐。

當你產生飢餓感時，你不必學會算命就能預知可能出現的結果：餓怒即將到來。

睡眠不足會引發餓怒是有一連串原因的。

美國心臟協會召開的科學會議上有一項研究顯示，夜晚僅睡四個小時的女性，在隔天會比安穩睡滿九小時的女性多攝取三百二十九大卡。

另一項發表在《營養學進展》上的研究則指出，睡眠不足的受試者會吃更多消夜，而且更可能選擇富含碳水化合物的食物。此類食物不僅口感好，還會增加睡意，他們喜歡吃這些食物，也就不足為奇了。有研究者在《加拿大醫學協會期刊》上發表文章，提到採用同樣食譜的節食者，連續兩週每晚僅睡五個半小時的人，會比睡八個半小時的人少減掉百分之五十五的脂肪，也更容易產生飢餓感。

相反地，充足的睡眠將有助於我們吃得更用心。

近期一項發表於《美國臨床營養學雜誌》上的研究證實，成年人的睡眠時間如果平均比正常情況長九十分鐘，隔天的飢餓感和食慾都會降低。

在這項研究中，來自芝加哥大學的研究人員追蹤了十位超重或肥胖的男性和女性，他們正常的平均睡眠時間為每晚六個半小時，甚至更少。研究期間，第一週他們仍維持原有的睡眠規律，但接下來的一週，他們將睡眠時間增加至每晚約八個小時。結果顯示，那些早睡或是睡更久的人食慾減少了百分之十四，對不健康鹹味和甜味零食的欲望也下降了百分之六十二。哇！這可是不小的變化。

有不少諮詢者對於要求他們多睡一些會表示反對。我知道，要睡得多並不容易。無論是由於忙碌的日常生活，還是瘋狂追劇至深夜的樂趣，我們的睡眠時間都變得亂七八糟。關於這一點，似乎自古以來就是如此。大約在西元前三百五十年，亞里斯多德就寫過一篇名為〈論睡眠與失眠〉的文章，可見關於獲得充足睡眠的困擾由來已久。

但如果我們能找到一種獲得更多睡眠的方法，那它勢必會對包括飲食在內的生活諸多方面產生巨大影響。

Hangry to Happy

讓餓怒變開心

一、改善睡眠品質

我告訴我的諮詢者，他們無須試圖立刻改變睡眠作息。

首先，只要更重視睡眠或是睡眠不足對你的情緒、精力和餓怒的影響。誠實回答下面的問題。當你因失眠或睡不好而無精打采時，會想藉由食物補充能量嗎？你會不太在意自己吃什麼嗎？如果可以，請嘗試以下的建議。

二、每晚睡滿七小時，或任何你需要的睡眠長度

一項關於睡眠和飲食的研究證實，對多數人而言，每晚睡七至八小時是最為理想的狀態。該研究同時發現，睡眠少於六小時會明顯增加超重或肥胖的風險。

但要注意：每個人都需要有自己的睡眠長度。有人睡眠不滿八小時但狀態仍良好，而我的一些諮詢者則需要更長的時間才能維持正常的生活。現在開始花點時間，想想你需要多少睡眠，它又是如何影響你的情緒及餓怒程度。如果你還是不確定，請嘗試記下

接下來幾天的睡眠時數和飢餓程度。

三、從小事做起

如果你無法做到多睡一小時，那就從小處著手，比如比平時早睡十五分鐘，即使多那一點點睡眠時間，也會對食慾有顯著的影響。

四、試試香蕉茶

你是否需要借助外力才能入眠？香蕉和香蕉皮含有的鉀元素和鎂元素有助於放鬆肌肉和血管。只需切掉香蕉的兩頭，把整個香蕉連皮一起放入熱水中煮大約八分鐘，然後用濾網將水倒入杯中飲用。

你還可以加些肉桂和蜂蜜調味，在睡前四到五分鐘飲用。在之後的方法27我還會分享更多能助眠的食物。

五、打造高品質的睡眠

如果你備受睡眠不足的困擾，就要盡可能減少干擾，如寵物、光線和噪音。像是將手機放在距離頭部至少一公尺的地方，最好的辦法是關機，或至少翻過來放置。因為手機發出的藍光和聲音可能會影響你的睡眠品質。你也可以購買專門用來消除藍光的手機應用程式。

六、養成規律的作息

談到睡眠，保持規律是你最好的朋友。讓每天起床和入睡都盡可能保持在同樣的時間。入睡前採用統一的放鬆模式，可藉由某種儀式放鬆身體。如瑜伽練習或伸展，睡前禱告或是閱讀書本的一個章節。

七、打造舒眠氛圍

你知道當身體感覺太熱時會難以入眠嗎？適合睡眠的最佳溫度是攝氏二十一度左

右。同時，你還可以購買一些優質的寢具用品。在飯店裡能睡得更好的人通常會意識到，他們的睡眠障礙可能就是因為家裡使用的床墊或寢飾所致。

方法 03

傾聽來自腸道的聲音

「有時候我不知道肚子究竟是怎麼了，只是覺得不舒服。我在廁所待了很久，坦白說，這還滿尷尬的。有時候我甚至哪裡都不想去，因為我不知道什麼時候就得趕緊衝到洗手間，排放我肚子裡咕嚕咕嚕作響的氣體。」

談到腸道，我的情況是……

- 經常打嗝、脹氣、便祕。

- 有時會腸胃不適，讓我感到疲勞和焦慮。
- 只有吃得太多時才會脹氣或打嗝。
- 排便規律，腸胃功能良好，精力和專注力都不錯。

最新研究證實，和胃相比，你對食物的渴望和情緒可能與腸道的關係更大。

但是胃和腸道有什麼區別呢？

簡單來說，胃是幫助消化食物的肌肉器官，而微生物群是細菌、荷爾蒙和遺傳物質的獨特組合，這些微生物存在你的腸胃道，並會與大腦相互作用。

如果你一直處於飢餓狀態，無論有無餓怒，這可能不只是胃的問題，更與腸道有關。

當諮詢者的飢餓感和食慾不正常時，我安慰他們其實有很多微觀層面的原因，所以不要因為情緒的起伏或是欲望不受控制而自責。事實上，受體重困擾的人的腸道微生物群，與那些不受其擾的人大不相同。

腸道中的荷爾蒙可以調節飢餓感。在決定該吃何種食物時，你的腸道可能和大腦同樣重要。頻繁使用抗生素、吃糖，以及吃加工食品，可能會讓脆弱的腸黏膜受損或改變。

在將營養和能量狀態信號從腸道傳遞到大腦的過程中，腸道荷爾蒙也扮演非常重要的作用。這是一個複雜的系統，充滿了可以調節飢餓的荷爾蒙受體。

但腸道微生物群在短短二十四小時內就能獲得改善，所以你可以做很多事情來促進腸道健康，改善微生物群，讓飢餓信號重新回到正軌。

某些食物會影響腸道與大腦的溝通方式，進而影響情緒和餓怒程度。過去十年的研究證實，胃腸道和中樞神經系統之間有著密切的訊息傳遞管道，稱為「腸腦軸」。此研究領域不斷獲得進展，得知情緒障礙與腸道微生物群的變化有關，並發現了「有益細菌」——益生菌，可以幫助人們減輕憂鬱和對抗焦慮。（注意：益生菌菌株、劑量和治療持續時間，在不同的研究中有很大的差異。）哇！真是太神奇了。

我的諮詢者艾美從十幾歲就開始與粉刺奮鬥，長期以來她都不知道何時自己會突然爆痘。她為此焦慮不安，自尊心也因長期的皮膚疾病而極度受創。艾美說，她經常在社交場合感到焦慮，有時根本不想在爆痘期間外出。她認為自己的焦慮是因為多年來對皮膚太過在意，實際上確實也有部分原因是出自於此。

醫生幫她開了多個療程的抗生素治療皮膚問題。雖然消除了粉刺，但她沒有意識到抗生素會破壞體內的微生物群——不論是益菌還是害菌。這表示她仍會很焦慮，而且抗生素也導致腹瀉。因此她開始更加關注身體的感覺，吃更多有助於增加腸道益菌的食物，這讓她感覺更好，不再那麼焦慮，在飲食方面也更加用心了。

Hangry to Happy 讓餓怒變開心

我希望你能做到三件事。

第一，注意你的腸胃是否在某種程度上感到不適。第二，如果答案是肯定的，請開始多注意有哪些食物會令腸道更「生氣」、更「惱怒」。第三，如果你準備進行重要的實驗加以驗證，請在食用含有天然益生菌的食物時，多留意你的情緒會受到哪些影響。

一、傾聽腸道的聲音

用心聽一下腸道的聲音。它告訴你什麼？很安靜嗎？還是向你發出了一些響亮而清晰的信號，表示它需要關心？

如果腸道沒有發出抱怨，那是件好事。但如果你並不清楚自己的腸道是否正常，可以試試保持腸道健康能否提高食慾並改善餓怒。

某些食物可以顯著改善腸道健康，讓你更有效管理餓怒。如果你食慾失控，而且總是覺得餓，那麼保持腸道更健康可能有助於控制食慾。

二、試試腸道實驗法

試著每天多吃一種有益於腸道的食物。看看體內攝取腸道友好型食物後，身體和餓怒程度會發生什麼變化。

此類食物包括益生菌含量較高的發酵食物，比如德國酸菜、印尼天貝和韓國泡菜，這類食物都能將所需益菌帶回腸道，有助於調節情緒。例如，在一項精神病學調查研究中，詢問七百位大學生在日常飲食中食用德國酸菜、朝鮮泡菜、紅茶菌、優酪乳、發酵豆製品、醃菜和開菲爾（一種傳統酒精發酵乳飲料）等食物的情況，同時還對他們的社交焦慮狀況進行評估。結果顯示，食用發酵食品的學生的社交焦慮較少。

類似的例子還有很多。二〇一三年加州大學洛杉磯分校的一項研究發現，連續四週每天飲用兩次優酪乳的女性，大腦中與情緒和疼痛相關的活動程度有所降低。此外，維吉尼亞大學醫學院的研究人員透過餵食老鼠乳酸菌，即含有活菌的酸奶中的益生菌，成功改善了憂鬱症狀。這些研究都證實，有很多方式能有效幫助人們減輕情緒低落。

益生菌和情緒之間明顯存在著關聯性，適當的食物補充可以幫助你恢復腸道微生物群，及緩解焦慮，還能減少情緒性進食。此外，益生菌也有助於管理身體處理食物的方式。

如果你打算採用這種方式，請和醫生聊聊該如何在飲食中添加益生菌，修復和補充所需的益菌，調節飢餓和情緒。

方法 04

遠離不健康的飲食習慣

「每天早上十點，我都要在辦公桌前吃椒鹽捲餅。有一天十點時，我剛好不在辦公室，這才意識到我對十點吃餅乾這件事已習以為常。無法吃到餅乾讓我很生氣，並不是因為我特別餓，而是因為我錯過了日常的慣例。」

談到飲食習慣，我的情況是……

- 在飲食方面非常隨興。
- 有一些固定的飲食習慣。
- 幾乎每天都在同一個地方吃大致相同的東西。
- 每天都會按日常慣例進行。

「談到吃東西，我有一個連我自己都非常討厭的習慣，」西莉斯特在我辦公室裡透露道，「每當要在辦公桌前工作前，我都會先去廚房拿點零食，然後放在電腦旁，擺在螢幕的右邊，通常是一包零食，像薯片、餅乾、爆米花。我會在工作或是分心瀏覽社群媒體時吃東西，我覺得好像沒有零食就無法好好坐在電腦前。」

我很高興西莉斯特能意識到這件事。我們對許多事習以為常後，會對它們完全視而不見。我建議西莉斯特先不要做改變，而要留心觀察一下這個習慣。

下次當她在辦公桌前吃零食時，她立刻對自己感到生氣。這個習慣根深柢固，讓她感到十分痛苦。但她並未決定不吃零食，而是把零食放到電腦的左邊。

「這真的很有趣，」她說，「我還是會吃零食，但因為不得不繞過電腦去拿，這就擾亂了我的習慣。當零食在右邊時，我會無意識地伸手去拿，結果我會一直吃不停。但把零食放到另一邊時，我就立刻意識到得繞過電腦才能拿到零食這件事，這使我完全以全新的方式看待這個習慣。」

習慣只是一種不斷重複的行為，很少需要或根本不需要我們做任何考慮。習慣狀態下的行為不會受到情緒驅動，而在飲食方面，習慣則是不受飢餓驅動的行為。

我與諮詢者見面後做的第一件事，就是仔細審視他們日常生活中的習慣，這些習慣可能是他們產生餓怒或飽腹性悔恨的根源。

有位諮詢者談到了她的貪睡習慣。每天早上鬧鐘一響，她都會按下貪睡按鈕，有時還不止一次，但這個習慣絕對與餓怒症有關。她說：「如果我沒有按下貪睡按鈕，我可以提早五分鐘起床，這樣就有時間好好想早餐該吃什麼，而不是洗完澡就匆匆忙忙出門，等到上班時已經餓到不行了。」

此外，習慣也能成為我們的好朋友。每天晚上，我會像鐘錶一樣規律地把咖啡壺設定好，這樣早上起床時咖啡就已經煮好，讓我能有餘裕做其他選擇，比如思考要吃什麼早餐展開新的一天。

關鍵在於要選擇自己的習慣，而不是一次又一次陷入對我們毫無益處的相同習慣中。當我們這樣做時，可以養成正念的習慣，繼而消除餓怒。

想要擺脫無意識的舊習慣，一個最簡單的方法就是打破自己的常規模式。我與諮詢者分享了一項有趣的研究，該研究是在倫敦大眾運輸系統工人罷工兩天時進行。罷工結束後，研究人員查看了刷卡紀錄中的一百多萬個數據，並進行分析。其中百分之五的上班族開發了一條更有效的新通勤路線，並持續使用。僅僅是短暫阻止他們遵循一個日常習慣，開啟他們的思維，他們就養成了一個新的習慣。

我的諮詢者梅蘭妮就是利用打破常規的技巧重新調整習慣。她在晚上應該遛狗的時間，卻待在廚房裡不自覺地吃東西。然後有天晚上，她把狗柵欄改放在廚房門前，這樣她就不能毫無意識地走進廚房。這個障礙物迫使她停下來思考，並幫她養成一個新的習慣。

Hangry to Happy

讓餓怒變開心

將壞習慣在萌芽時就予以消滅。在此要注意三件事，分別是：注意習慣、打破舊習慣，以及建立新的習慣。

一、注意會導致餓念的習慣

首先是注意你的習慣，而不是盲目改變。

列出三個可能導致你產生餓怒的習慣。然後挑出其中一個習慣，比如無聊時吃東西或是在晚上吃零食，然後注意觀察即可。留意與該習慣有關的一切事物。我沒有要求諮詢者改變習慣，這點常令他們感到驚訝，但僅是觀察自己的行為往往就會產生變化。

二、打破舊習慣

習慣建立在外界的提示，來促使你做慣常之事。例如，看到商店櫃檯上放著一包洋芋片，你會自然而然地伸手去拿。所以，要打破自己的舊習慣，可能表示你要把最愛吃的零食收起來，或者乾脆丟掉。也許你可以先從商店後面或其他地方開始購物，而不是平常馬上能找到零食的貨架。或者如果你常邊吃零食邊看電視，那或許可以試試坐在不同的椅子上或去另一個房間。

改變你的日常習慣。捫心自問：「我要怎麼做才能打破盲目的飲食習慣？」

三、建立新習慣

習慣有時會給我們造成麻煩，但也會對我們有所幫助。我們往往把注意力放在如何擺脫不良習慣上，殊不知養成新的正念習慣會更容易。

或許你每天晚上都會在門邊放一個裝滿零食的袋子，以便第二天出門時就能順手帶出門；又或者你養成了每天都要買同一種零食的習慣。現在就問自己，想在生活中養成哪種新習慣，而不是戒掉哪種舊習慣？最重要的是，要試著將你想養成的這個新習慣，與另一個已經根深柢固的舊習慣綁在一起。

例如，也許你早上做的第一件事就是煮咖啡，那麼你可以在煮咖啡時準備午餐或零食。這樣做的次數多了，這兩種習慣之間就會產生緊密的聯繫，做起來也就不是什麼難事了。

方法 05

把握當下，按時吃飯

「誰有時間吃午飯啊？反正我沒空，我有更重要的事情要做。當我有一大堆事情要處理的時候，坐下來吃飯根本是浪費時間。有時我真希望有時間午休，但這種想法似乎很奢侈。」

如果我沒有吃飯，通常的情況是……

- 我太忙了，沒有時間。
- 我正嘗試減肥或保持體重，所以不吃東西。
- 我忘了吃飯，因為太多煩人的事。
- 我很少不吃飯。

過去十年裡，與我一起工作的醫護人員工作時都極為努力，整天忙個不停，這也就表示他們有時會不吃飯。

我有個朋友，她從不午休，而且還為自己「工作太忙」無法停下工作去進餐而感到自豪。她是個盡職盡責、口碑很好的醫生，候診室裡總是擠滿病人。大多數時候，她的工作安排滿檔得讓人難以置信。也許更重要的是，她想提高工作效率，以便能按時下班與家人團聚。

但到了下午，同事們就會開始躲她。因為到了兩點或三點，她就會陷入這樣的模式：說話的口氣變得尖銳，耐心漸失，我甚至看過人們為了避免與她互動，而躲進檢查室或跑到另一側的走廊。

可能她只是累了。但作為一名心理學家，我認為是餓怒讓我的朋友失去了她平時會有的同理心和善良。而且不光我這樣認為，我不止一次聽到別人開玩笑，說她需要有人在她的咖啡裡加點巧克力或花生醬。

如果我是她的病人，我寧願多等上一會，讓她有時間吃午飯，這樣我就可以信任一位一直保持親切友好，且耐心和血糖值都較為穩定的醫生。

研究證明，抽出時間用餐是非常重要的。然而，美國有近四分之一的人每天都不吃早餐。一項針對醫學生的研究發現，不吃早餐的人在臨床實驗時會感覺更疲勞，注意力不集中。我不知道你是怎麼想的，但我可不希望醫生走進我的檢查室時是身心疲憊，精神恍惚的。

當然，不是只有醫生才會受到少吃一餐的影響，試想一下幫你清點錢幣的銀行職員過度飢餓，無法集中精力的後果。或是幫你照看孩子的保母、孩子搭乘的公車上的司機，或是為你處理納稅事務的會計。無論在生活中從事何種工作，我們都需要保持敏銳以達到最佳的狀態。

用餐需要花費太多時間或精力、忘記吃飯、吃飯又不是什麼重要的事、正在減肥中……上述這些都不是不吃正餐的好理由。而且無論因為任何原因不吃飯，都會導致餓怒、疲憊和能量不足。

人們通常會以明顯的理由或方式錯過用餐。比如，很多人沒有吃早餐的習慣。有些人則不吃午餐，因為他們太忙碌，需要趁午休時間繼續工作。還有些人可能不吃晚餐，因為他們要趕著送孩子上才藝班。

要留意到底是什麼在妨礙你進食。每少吃一餐，就把下列問題的答案記錄下來：你感覺如何？身體受到什麼影響？你會覺得自己精力或動力不足嗎？這會影響你的情緒嗎？你是否會更容易生氣？或者，你會感到認知上的影響：你只能考慮該吃什麼，因為你的大腦除了讓你想能在冰箱裡找到什麼吃的之外，不會讓你思考其他任何東西。

幸而習慣是可以改變的。即使只吃一點飯或吃些零食，也能使我們擺脫餓怒的影響。

Hangry to Happy 讓餓怒變開心

一、改變心態

有時人們不吃東西，是因為覺得自己必須吃正餐，但有時候，吃一點也總比什麼都不吃要好。所以哪怕你只能坐下兩分鐘用心吃根香蕉，你的情緒也會大有改善。

二、考慮方便攜帶的食物

如果你通常在工作時吃早餐、午餐或晚餐，那麼請考慮帶一些輕便的食品和零食，包括容易攜帶的物品，以及我稱為「堅固食品」的東西，比如燕麥棒、堅果、香蕉、蘋果、乳酪和杯裝優酪乳，這些食物可以裝進袋子裡。即使你人在外面，沒有冰箱可用，也可以在車上放個保冰袋，裡面裝些冰塊，用來放需要冷藏的食物。

三、一次就多準備些食物

做肉丸時，準備十二個和準備六個其實同樣容易。然後把多餘的放進冰箱冷凍，以備忙碌時使用。如果有事先做好的餐點，把自己的計畫堅持下去就容易得多，因為你要做的只是解凍和再加熱。

四、訂購盒裝食材

如果你只是沒空去商店採買，有許多外賣外送的網站或APP可以幫你，雖然花費會多一些，但只要付一筆錢，一頓料理的所有食材就可以直接送抵你家門口。如果你很忙碌，就可以考慮這種做法。在壓力很大時也可以這樣做。

此外，你也可以和朋友輪流負責。這週你為兩個家庭購物，準備一個盒子，裡面放製作一頓餐點所需的食材和食譜，然後下週再換你的朋友來做。

方法 06

不要落入節食陷阱

「我的朋友稱我為專業節食者。我對卡路里、分量、脂肪含量等一切都瞭若指掌。即使我目前沒有在節食，我也會期待下一個節食的流行風潮。我嘗試過許多節食法。我對食物非常瞭解，但不知道為什麼節食對我似乎永遠不管用。最後我會因為餓到受不了，然後像個瘋子似地暴飲暴食。」

說到節食，我的情況是……

- 總是在節食。
- 盡可能不吃飯。
- 有時會節食。
- 不會節食，而是嘗試正念飲食。

許多諮詢者都會利用「我會戰勝飢餓」的意志力，嘗試以限制熱量或節食的方式來控制體重和飢餓感。他們自知不可能不感到飢餓，所以決定忽視它。這讓我想到就像個小孩，他用雙手遮住耳朵，大聲喊道：「我聽不到你在說什麼！」

你可能覺得少吃一餐就能減少攝取熱量。但對許多諮詢者來說，我的首要任務之一就是說服他們，從現在開始就停止追逐節食的風潮。

當我這樣說時，他們都驚恐地看著我問道：「如果不節食，那該怎麼辦？」

因此我會提供一些資訊，證明節食會對身體造成嚴重的傷害。簡單來說，身體喜歡處於穩定的狀態。一旦節食，身體就會開始反抗，並試圖利用維持現狀來保持穩定性。

倫敦帝國理工學院曾進行一項研究，該研究藉由掃描志願者的大腦，觀察他們在吃過早餐和沒吃早餐的情況下腦部的狀態。然後研究人員要求這些志願者想吃什麼就去吃。結果不吃早餐的志願者在下一餐會多攝取兩百五十千卡，他們覺得高熱量食物更加誘人，尤其是巧克力。

在某種程度上，這是人類的基本心理，我們都渴望得不到的東西。但這也有生物學方面的原因。少吃一餐，腸道就會釋放能向眼窩額葉皮質（位於眼窩正上方）傳遞資訊的荷爾蒙，這會使大腦把你的注意力專注在美味食物上。

限制一餐的熱量產生不了什麼作用，只會使我們覺得更餓，也更容易在下一餐選擇不健康的食物，更不用說還會面臨接踵而至的餓怒了。

諮詢者很清楚他們節食時的情緒變化。一位諮詢者就曾說：「我先生說我節食時會很急躁，和我在一起時總是戰戰兢兢。他一直要我別再減肥了，因為他不喜歡那個像惡魔般的我。」

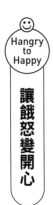

Hangry to Happy 讓餓怒變開心

一、放棄節食的心態

我們往往認為身材苗條就會令人快樂，但吃得好才能真正帶來積極的情緒。我們不該想「不要吃什麼」，而要開始注意「該吃什麼」。飲食的重點不在於限制熱量，而是用心搭配一盤營養美味的食物。

一項針對大學生幸福指數的研究顯示，幸福指數最高的學生是：他們每天都會吃早餐，而且每天吃八份以上的水果和蔬菜，除了一、兩樣零食外，也會固定吃三餐。

二、少談論與減重有關的話題

請在一週之內，停止談論與節食、瘦身有關的話題，也就是不要討論或專注於熱量或食物分量的事情。相反地，問問你自己：「我有沒有用心飲食？」

二〇一八年發表在《兒童科學》期刊上的一項研究顯示，在青少年時期父母就鼓勵要節食的年輕人，更容易超重或肥胖、沉溺節食、暴飲暴食，以及進行不健康的體重控制，成年後他們對自己身體的滿意度也較低。而且，這些紊亂的飲食習慣在十五年後依然存在！研究人員建議，在家裡應盡量減少討論與「節食」有關的話題。

三、用心吃

重要提醒——本書並非教你如何減重瘦身，而是關於尊重和理解飢餓的書籍。所以，無論何時，無論你選擇吃什麼，都請重複這句箴言——「用心吃就好」。

方法 07

滿足飢餓要靠食物，而不是糖

「祖母告訴我，我小時候就常在桌上的糖果碗裡翻找被藏起來的糖。我喜歡吃糖很多年了，每天都渴望吃到糖。有時我只是想要吃些甜食。大家都知道我甚至會在半夜起床，開車去商店買巧克力吃。」

談到糖在我生活中扮演的角色，我的情況通常是……

- 我覺得自己對糖上癮。
- 很喜歡吃甜食，糖可以說是我的主食！
- 特別喜歡在飯後吃甜食，比如晚餐後吃一小塊巧克力或蛋糕。
- 我用糖很節制，也很少吃。只要一點點糖就夠了。
- 我比較喜歡吃鹹的食物。

我的諮詢者會談論各式各樣的食物：巧克力、慰藉食物、乳酪通心粉、披薩等。但有一種東西是唾手可得，也最讓諮詢者難以抗拒的：糖。

糖是唯一一種諮詢者常用「上癮」和「渴望」這兩種詞彙來搭配形容的食物。

我們都喜歡糖，從生理角度而言，我們天生就喜歡它。但我的許多諮詢者往往為糖在生活中的作用，以及對情緒的影響而苦惱。即使你沒有過度攝取糖分的問題，吃糖也會對你的情緒產生立即的影響，因為正如前文所討論的，它會影響你的血糖值。

我瞭解糖對情緒會有各種影響。有些是積極的，例如當我的孩子們看到我做了巧克力餅乾時，他們滿臉的笑容就是個例子。的確，作為獎勵的少量糖往往會令人很開心。

但是吃太多的糖，尤其是在飢餓狀態下，對情緒並不會產生很積極的影響。糖的攝取量和人的憂鬱程度成正比，但誰是因誰是果尚不清楚。是憂鬱的人會吃更多的糖，還是吃糖太多會導致憂鬱呢？

我的諮詢者經常把糖當作快速解決餓怒的辦法，這是有原因的。因為吃糖能使血糖值迅速提升，所以在包包裡放一袋M&M巧克力，是暫時緩解飢餓和煩躁的簡單方法。

但我發現，許多諮詢者都陷入一個非常困難的甜食循環中。觀察他們的飲食習慣可以發現，他們吃的食物中很大一部分都含有糖。事實上，如果沒有糖，他們可能就快活不下去了。

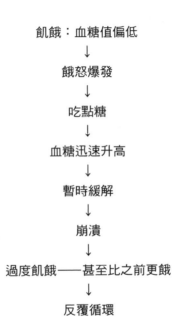

該循環如下：

飢餓：血糖值偏低

↓

餓怒爆發

↓

吃點糖

↓

血糖迅速升高

↓

暫時緩解

↓

崩潰

↓

過度飢餓——甚至比之前更餓

↓

反覆循環

有些諮詢者很清楚這個循環，他們知道自己吃了多少糖，包括從早餐的甜甜圈到下午的巧克力棒。有些人則沒有意識到糖對他們生活的影響，因為糖隱藏在各個角落，只是不像甜甜圈和糖果那麼明顯。從花生醬、番茄醬、沙拉醬，再到標榜「健康」的早餐穀類食品，糖可謂無處不在。

這再次說明，糖其實並沒有那麼糟。但如果我們能意識到糖對情緒和身體的影響，有這點認知，其實比吃糖更美好。

Hangry to Happy

讓餓怒變開心

一、注意觀察

用心觀察糖在你生活中產生的作用和攝取量。糖是你飢餓的根源嗎？會加劇飢餓感嗎？記錄糖是如何影響情緒和身體的。每次吃了含糖的東西，都要留意之後的情緒。當你把糖當成特別的享受，比如吃餐後甜點時它是如何影響你的情緒的？當你在吃糖而不是吃真正的食物或水果，比如用糖果棒替代零食時，你的情緒又有何不同？

二、嘗試快走

你餓了嗎？去散散步吧！在一項關於對糖的渴望研究中，以快走十五分鐘代替吃糖的參與者說，他們對糖沒有那麼渴望了。

三、暫停吃糖

每當你想拿糖時，請停下來，花點時間辨別自己正處於餓怒循環的哪個階段。你是因為餓怒才去拿糖，還是快要陷入餓怒，抑或是把糖當作一種獎勵？如果是獎勵，那沒問題！但如果你覺得自己陷入了餓怒循環，那就停下來，有意識並專注地去吃點東西吧。有一句座右銘非常有用：「餵飽飢餓要靠食物，而不是糖。」

四、吃點水果感覺會更好

試著用心吃一點水果，這樣可以打破由低血糖引起的餓怒循環。當然水果也含糖，但水果同時也富含纖維和營養，消化起來比糖類零食要慢，而較慢的消化速度有助於調節餓怒。

水果還能改善心情。一項關於糖攝取量的研究，選取了七萬名女性作為研究對象，研究人員發現，攝取大量糖分和加工糖的人，罹患憂鬱症的機率更高，而天然糖分（如水果中的糖）攝取量較高的人並不會發生這種情況。

五、拒絕人工甜味劑

零熱量甜味劑似乎是嗜糖者的救命稻草，許多人也認為零熱量的甜味劑比一般的糖更好。然而這些合成甜味劑只會讓問題變得更棘手，因為人工甜味劑會擾亂大腦中的信號，使你渴望更甜的食物。

方法 08

吃有益情緒的真食物

「以前對於加工食品，我從來沒多想過。但最近我開始思考，為何有些食品會有如此長的保存期限？一些密封包裝的烘焙食品竟可以放置長達十年之久，而且不會變質？我竟然還要把它們都吃進肚子裡！當我開始注意到這些問題，知道自己吃了太多這類食物後，感覺很噁心。有時，我甚至還會嘗到一些用來保存食物的化學添加物的味道。」

你最喜歡的加工零食是什麼？請選擇所有適用的選項：

- 各種甜的零食，如餅乾、糖果和巧克力。
- 鹹味食品，如薯片和炸薯條。
- 糕點和甜甜圈。

- 我喜歡的加工食品不在上述列表上。
- 以上都沒有（我不吃零食或加工食品）。

你能靠吃了一塊奶油夾心蛋糕就逃脫謀殺罪嗎？

「甜點抗辯」（Twinkie Defense）是在一九七八年對丹．懷特（Dan White）的審判中所創一個真實存在的術語。丹．懷特被指控在舊金山謀殺了哈維．米爾克（Harvey Milk）。懷特的精神科醫師表示，他的當事人在犯案前吃了大量的甜食，是那些甜食加上懷特的憂鬱症，降低了他控制自己的能力。陪審團最後接受了辯方的供詞，將原本控告丹．懷特的有預謀謀殺罪改為罪名較輕的蓄意誤殺罪，判處監禁刑期七年八個月。

甜點抗辯這個觀點吸引了大眾的關注，可能是因為我們都曾經歷過類似的狀況。現在，當我們使用「甜點抗辯」時，我們真正的意思是：「很抱歉那時我太兇了。我午餐吃了一塊味道超棒的布朗尼乳酪蛋糕，但吃得太多了，所以現在才會對人發脾氣，請原諒我。」或者「我吃了些不好的東西，現在感覺糟透了，我甚至都覺得不像自己了。」

當然，對大多數人而言，吃一點零食並不會造成謀殺犯罪，但是高度加工食品可能會導致身體不適、焦慮不安，精神狀態不佳。

有人可能會說，吃薯片、雞塊、包裝餅乾和含糖穀物類食品的前幾口，絕對是美妙無比的享受。確實如此！如果你餓得要命，可能會覺得那些食物確實能滿足你的渴望，但這種滿足感不會持續太久，因為加工食品不僅會破壞血糖值，而且通常無法真正滿足飢餓感。

你是否曾感到飢餓，甚至才剛吃完就覺得餓了？很可能是因為你吃的東西對身體而言毫無營養價值。沒有什麼比加工食品更能讓人感到飢餓的了，包括零熱量甜味劑在內，這些食物都會讓你想吃得更多。

垃圾食物也會影響情緒。美國加州大學聖地牙哥分校醫學院的一項研究證實，吃過多垃圾食物會讓人變得刻薄！在一項針對近一千位男性和女性飲食及行為的調查研究中，研究人員發現，攝取較高的反式脂肪，與增強攻擊性和易怒性有明顯的關聯性。

在餓怒管理計畫中，最令諮詢者驚訝的是在吃了大量的加工食品後，他們開始注意到自己身體發生的變化。他們意識到有些食物會使他們感覺很好，有些除了滿足飢餓感之外並沒有其他作用，有些則會令身體感到不適。一旦他們意識到這點，就可以更用心地做出正確的決定。

有個諮詢者就告訴我一件關於肉桂捲的事情。她有次在機場聞到了肉桂捲的甜香味，就一直跟著氣味走，彷彿受到了魔笛手的指引。她被這種氣味迷住了，但隨後她短暫停頓了一下，提醒自己，「這些不是媽媽做的手工肉桂捲，而是機場店裡販售的。」

然而當氣味將她引誘過來時，她就立刻就把這個想法拋諸腦後。幾分鐘後，她已經迅速吃掉一個有如沙拉盤大小的超大肉桂捲，還舔了舔手指上的糖霜。

在我們當時的談話時，她並沒有批判自己，相反地，她是注意到自己的反應。讓她印象最深的是，其實她吃完後非常失望，因為那個肉桂捲沒有完全烤熟，中間還濕濕的，但她還是吃光了，那個肉桂捲完全不像媽媽做的那樣鬆軟可口，後來的幾小時她都感覺胃裡像有塊石頭。她還告訴我，下次在機場聞到肉桂捲的香味，只要想起這段經歷對身體和情緒的影響，就能阻止自己不再犯同樣的錯誤了。

Hangry to Happy

讓餓怒變開心

一、瞭解你吃進什麼東西

辨識生活中的加工食品非常重要，有時我們很難認出它們。油炸、烘烤、冷凍、罐裝或包裝食物都疑似屬於加工食品。

辨識的第一步很簡單，就是看標籤上的說明。把包裝袋翻過來看看背面寫些什麼，成分表的文字是較短、適中還是較長？你不必成為研究每種成分的專家，只要注意食物裡有哪些成分。

二、吃東西後用心思考

無論選擇哪種食物，你都要花點時間用心思考它們是否為加工食品，並注意食物對你的即時影響。

在食物入口後，請用三個「如何」進行自我檢測：食物在肚子裡感覺如何？食物如何讓你感到滿足？食物如何改變你的感覺？

三、做個測試

做個實驗，請用不同的方法準備食物。注意食物的口味以及不同的準備方式對情緒的影響。

有時準備食物的方式甚至也會影響自己的滿意度或飽足感。例如，一項關於蘋果的研究證明，吃一顆完整的蘋果飽足感會更強，而餐前喝蘋果汁或吃蘋果醬卻不會有這種感受。你也有相同的感覺嗎？

四、吃真食物

減少食用加工食品的一個方法就是購買在地食物。例如，小麵包店通常不會像大麵包公司那樣，為了讓麵包能在貨架上長時間擺放而添加防腐劑。或者，你可以學著自製你愛吃的加工食物。正如飲食作家麥可．波倫（Michael Pollan）所言：如果你喜歡薯條，那很好——你可以試著自己做做看。

方法 09

沒事多喝水

「白開水平淡無味，實在太無趣了。我每天喝的水都不夠多，會發現這件事，是因為我的小便呈亮黃色。」

關於口渴，我……

- 總是覺得口渴，因為會忘記喝水。
- 有時會覺得口渴。除了餐廳裡有人端水給我。我幾乎不怎麼喝水。
- 很少覺得口渴。我會盡量多喝水，但每天還是都達不到預期目標。
- 幾乎不會覺得口渴，因為我總是喝很多水。

餓怒發作不僅僅是因為缺少食物，喝的飲水不夠多也容易使人飽受餓怒之害。

一位諮詢者講述了她和家人在樹林裡徒步旅行的故事。他們出發前準備了背包、零食等，卻忘了帶最重要的東西——水。他們只有一小瓶水，還需要三個人共飲。隨著時間的流逝，天氣熱了起來，大家也變得焦躁。他們開始為了喝水而爭執不休，斤斤計較誰喝得更多。

他們是有食物的，零食雖然也有點幫助，但口渴使他們情緒暴躁，虛弱無力。研究證實，缺水，即使是少量缺水，也會對情緒和思考產生負面影響。而且缺水會導致疲勞，思緒不靈敏，甚至死亡！

想想你什麼時候會注意到自己水喝得不夠。也許是在室外修剪草坪時，也許是早上喝了很多咖啡但滴水未進時。還記得自己感到口渴時容易生氣嗎？這種糟糕的情緒和餓怒產生的部分機制是相同的。

好消息是，補充水分幾乎可以立即改善你的情緒，提升清晰思考的能力。

最近的一項研究選擇兒童和成人為參與者，研究過程中將他們分為不准喝水、喝二十五毫升水和喝三百毫升水三組。研究人員也對參與者在喝水前、喝水後或未喝水後二十分鐘的表現一一進行了測試。

對兒童和成人而言，想止渴就必須喝一大杯水（三百毫升）。但即使是一小杯水（二十五毫升），兒童和成人的視覺注意力都能獲得改善。對成人而言，多喝水還能改善數字記憶廣度，即能憶起一長串的數字。而口渴的參與者完成記憶任務的表現則不佳。

另一項研究觀察了飲水習慣與情緒之間的關係，連續五天記錄一百二十位健康女性食用的所有食物和飲用的液體。參與者完成相關評估，包括緊張、憂鬱、憤怒、活力、困惑和情緒狀態。結果很有趣：研究人員發現，只要觀察受試者喝了多少水，就可以預測他們的情緒！

你是否希望有一種神奇的藥水，喝下去就能改善記憶和情緒？其實是有的，而且近在咫尺，就是離你最近的家中水瓶或辦公室飲水機。

Hangry to Happy

讓餓怒變開心

防止口渴引起情緒波動，以及讓思緒更敏捷，選擇對自己有利的食物，而攝取足夠的水就是關鍵所在。

一、做好調整

留意身體缺水的跡象。身體會呈現一些明顯的提示，看看哪些跡象適用在你身上。你的目標是好好補充水分，請預防下面這些狀況出現。

- **不尋常的飢餓感：**口渴和食慾都是由下丘腦調節。這兩種信號可能會混淆，讓你誤以為自己餓了，但其實你是渴了。如果你覺得自己沒怎麼喝水，那麼在出現「我餓了」的想法時，請思考自己需要的到底是水還是食物。
- **疲勞無力或筋疲力竭：**當乳酸積聚，葡萄糖停止生成時，你就會感到筋疲力竭。
- **便祕：**補充水分有助於消化系統充分消化食物的功用。
- **口臭：**缺水時缺乏足夠的唾液清潔口腔，口乾舌燥就會導致口臭。
- **尿液呈深色：**尿液顏色越深表示身體越缺水。一般來說，尿液的顏色越淺越好（但如果幾乎透明，就是喝水過多了）。

- **頭痛：**當身體缺水時，大腦的細胞組織也會缺水，細胞便會萎縮，進而引發頭痛。
- **沒有眼淚：**眼睛太乾代表黏膜缺乏足夠的水分。
- **身體過熱：**液體有助於調節體溫。
- **肌肉抽筋：**肌肉需要水中的鈉和鉀進行有效的收縮。
- **頭暈目眩：**缺水時血液流動速度下降，血壓降低，大腦供血不足。

二、試著捏自己三秒鐘

輕輕捏一下手背或手臂的皮膚，把皮膚捏起大約一公分後放手。如果皮膚能夠保持一陣隆起的狀態，然後慢慢恢復正常，可能就是脫水的跡象。這就是所謂的皮膚張力測試，能快速判斷你是否缺水。

缺水時肌膚會失去了彈性，所以不會像往常一樣迅速恢復到正常狀態。理想情況下，放手後皮膚應該會立即回到原來的位置。

三、留意會讓你口渴的食物和飲料

有些食物和飲料會直接吸收你體內的水分！

像是含咖啡因的咖啡、蘇打水和能量飲料都會讓補充水分失去功用，因為這些飲料是利尿劑，會使你產生尿液，小便更頻繁。另外，過量的鹽會導致身體從細胞中提取水分，以維持血液中健康的鈉含量。請一定要多喝水來對抗那些讓你口渴的元凶。

四、用心多喝水

如果你發現自己長期缺水，而且認為這可能會增加你的食慾和餓怒程度，請參考《方法32：多喝水，沒壞處》。

結語

現在你瞭解了一些可以掌控飢餓的因素：在本該很美好的一天，這些因素卻控制著你，讓你走上瞎吃之路。請記住，這些因素並不代表你無法做到正念飲食，只是讓這件事變得更具挑戰性。

完成本章閱讀前，請在下列對你影響最大的因素旁做個記號，也可以用方法1至9來排列你認為這些因素對飲食的影響程度。你會發現有些對你而言根本不是困擾。也許你睡得很安穩，那就沒問題；但也許提到糖的時候，你會驚覺：「沒錯，我就是這樣！」

□ 壓力程度

□ 睡眠長度

□ 腸道問題

□ 習慣

□ 節食或試著限制熱量的攝取

□ 吃很多糖或甜食

□ 吃很多加工食品

□ 水喝得不夠多

你勾選了哪幾項？無論什麼最能引起你的共鳴，這都是一個很好的開始。當你解決了生活中讓你餓怒的原因，你會發現正念飲食變得更容易，也更愉快了。

第二章

讓用餐環境改變你的食慾

你在哪裡最容易被觸發餓怒？在家？在辦公室？度假？還是在車子裡？這是我會問諮詢者的問題。我發現在有些地方可能每天都會發生餓怒，而有些地方卻從來不會。

容易爆發餓怒的地方就像阻礙正念飲食的流沙，一旦陷入其中，轟！你就會被餓怒吞噬。當餓怒的誘因出現，即使你想好好吃飯，專注飲食的這種念頭也會消失不見。

有時，環境會刺激人們盲目進食，在這些地方你無須多加思考就能輕易拿到食物。例如，我的朋友過去常在她家吧檯上放一碗混合堅果，我已記不得有多少次看到有人站在她家吧台聊天時，他們會把手伸進碗裡，先是只吃一個兩個，然後是一把一把地吃。不是因為他們餓了，而是因為堅果就放在那裡，觸手可及。

此外，要好好安排與規劃周邊的環境，讓自己能更加深思熟慮、神智清醒地選擇食物。當然，環境有時是不可控的。例如，我的辦公室正好在一間甜甜圈店隔壁（這是真的，我不是在開玩笑），對此我無能為力。但你可以營造專注的環境，為什麼不讓自己就從正念飲食開始呢？

在餓怒管理計畫中，我們要學習調整自己，辨識出該進食時的內在飢餓提示。需要吃東西時，有些跡象很明顯，比如肚子會發出咕嚕的聲音，有些信號則難以捉摸，比如身體能量偏低。但研究證實，我們吃東西往往不是為了回應身體內部的提示，而是為了回應來自外界的提醒。例如，在你看到一則披薩廣告後，明明兩分鐘前還不餓，但現在你滿腦子想的都是飽滿的乳酪和厚實的餅皮。

餓怒管理計畫是為了讓你更有能力傾聽體內的飢餓信號，同時留意自己是否正隨波逐流，比如只是因為周遭的人都在吃東西，你就放任自己在退休派對上狂吃布法羅辣雞翅和蘸醬。

所以，留心觀察一下你的周圍，可以從汽車、廚房、臥室或食物櫃開始。無論你身在何處，你都要留心周圍環境對食物選擇的影響。

方法 10

用視覺影響食慾

「食物不僅可以補充能量，還是一種儀式。」

——蓋・菲利

吃飯時，我會準備……

- 速食店的紙袋。
- 一張紙巾。
- 紙盤。
- 日常餐具。
- 精緻的餐具，比如非常精美的瓷盤。

我媽媽喜歡漂亮的餐具。外婆傳承給她一套瓷器，其他長輩也留了一些。對她而言，吃飯一直是一種儀式感。每逢節日，她最大的煩惱就是不知道該用哪套餐具，是以節日為主題的餐具，還是母親留下的鑲金邊的骨瓷盤子，抑或是姑媽送的玫瑰圖案餐盤？對她來說，用哪種底色的盤子裝食物非常重要。

母親教會我最重要的一件事就是該如何使用餐具。通常，人們會在特殊場合才使用「好」的餐具，讓食物看起來更精緻。但對母親而言，好看的餐具從來都不限於節日和精心準備的晚宴使用。「我們留著幹什麼呢？」她開玩笑道，「女王來訪時才用嗎？」然後她會笑著去擺桌子。

對她來說，為家人布置精美的餐桌一直都很重要。我們並不會總是用那些精緻的餐具，但她一定會讓餐桌更好看。她會清掉亂七八糟的東西，包括作業、書籍、玩具或信件，然後確保每個人都有盤子、銀質餐具、玻璃杯和餐巾。我們也從不會在餐桌上吃速食袋裡裝的食物。

研究一再證實，食物的外觀對所有人都很重要。事實上，它對人們嘗到的味道也有很大的影響，這就是為什麼餐廳要大費周章營造餐桌氣氛，用吸引人的方式為食物擺盤。因為他們知道，這是飲食體驗的一部分。

大多數諮詢者都告訴我，他們很少思考食物是如何端上桌的。當餓怒來襲時，他們會直接從薯條包、麥片盒裡拿零食，或從即食包裡拿火腿塞進嘴裡。如果你正在做這些事，這可能表示你真的在與餓怒抗爭。

但只要你稍微費點心思，就會對自己享受食物的程度產生很大的影響。擺放食物的方式、對一道菜的喜愛程度、購買食物的意願，甚至飽足感都會影響食慾。我們不需要徹底改變自己的飲食方式，也不必額外花錢，只要稍加注意食物的視覺體驗，就可以改善問題。

Hangry to Happy

讓餓怒變開心

一、察覺分量的多寡

一項刊登在《食慾》雜誌的研究，探討了食物擺放的位置對我們對於分量感知的影響。當食物散開擺放在盤子裡，看起來會比堆疊在一起更多。而且，相同分量的食物，擺放在盤子中間，似乎會比放在盤子的一側看起來更多。

所以，如果想讓大腦感覺自己已經吃很多了，就把食物擺放在盤子的中間。

二、使用顏色鮮亮的盤子

研究證實，盤子的顏色會改變人們對食物味道的感知。用顏色鮮豔明亮的盤子（如紅色、藍色、黃色和綠色）盛放食物，會容易讓人們認為食物的味道更重，比如更甜或更鹹。使用紅色的盤子裝食物也有許多好處呢！（稍後的小技巧中會進一步解釋）

三、有彩色邊緣的盤子會讓你少吃一點

當盤子邊緣有彩色的外緣時，人們往往會覺得裡面的食物更多，這是一種被稱為「德爾博夫錯覺」的現象。

想像兩個有陰影的圓圈，其中一個圓圈外圍有緊密相鄰的另一個圓圈，就像盤子的邊緣。外圍的圓圈會讓圓內的東西看起來更大，就像盤子裡會有更多的食物一樣。

感覺自己吃得更多時，我們會更加滿足。所以用餐時請使用有彩色邊緣的盤子，讓

自己吃得更心滿意足吧！

四、使用有文字提醒的盤子

盤子不須總是單調乏味。我使用的餐盤上就印有對我很有用的提示語，比如「用心吃飯」「盡情享受」等。當我吃飯心不在焉或急急忙忙時，這些文字會幫我保持專注。你也可以花點心思，自製一個寫有正向提醒語的餐墊，或是從我的網站www.eatingmindfully.com上免費下載。

方法11 眼不見，心就不煩

「我一直有個我稱為『抓了就吃』的壞習慣。我常會無意識地走到廚房，把手伸進一袋開過的乳酪玉米條裡，抓起一把就走。之後，我會對自己的所作所為非常生氣。我其實根本不是真的需要、想要或喜歡吃那些零食，我只是經過時就會隨手拿，根本沒有仔細考慮過。」

每當周圍有食物時，我……

- 連想都不想，就會吃上幾口。
- 都想吃，不管我當時肚子餓不餓。
- 只會在餓的時候吃，但不會挑要特別吃什麼。
- 會考慮自己的飢餓程度以及是否想吃某種特定的食物。

你是不是對下面這種情形是不是很熟悉？五分鐘前你還在辦公桌前工作，接著，你的手就伸到玻璃罐中拿巧克力，再然後，電腦旁逐漸堆積起一疊包裝紙。你會想，「天啊，我怎麼把這些東西都吃掉了？」

不僅如此，那些巧克力並未緩解飢餓，也沒有讓你多快樂。事實上，你幾乎不記得自己吃過，會吃它們僅僅是因為它們就放在那裡。

物品放在哪裡非常重要。我們把臥室規劃在房子後方，以避開街道上的吵雜；把化妝品放在浴室鏡子後面，這樣需要時就能馬上拿到；把遙控器放在沙發附近，這樣要看電視時就不用起身去找。

我們把食物放在哪裡也十分重要。

心理學上的「就近原則」指出，當食物離我們越近，我們就越有可能吃它。請不要誤會我的意思，吃飯不是一件壞事，但盲目進食而不加思考，就會導致餓怒和飽腹性悔恨的發生。我的諮詢者都很討厭盲目進食，因為這樣既不能填飽肚子，也無法享受食物。

有位諮詢者意識到冰箱就是她盲目飲食的一大源頭。每當打開冰箱，拿健康食材做晚餐時，她會先看到一大盒冰淇淋。她並不想吃冰淇淋，甚至也不餓。但意識到這些之前，冰淇淋已經在她手裡了，她正一勺一勺地吃著盒子裡的冰淇淋，這讓她很生氣。她並不想停止吃冰淇淋，但也不想在晚飯前盲目地吃個不停。

我們共同想出的解決方案並不複雜，但確實有效。那就是她只需把冰淇淋放到冰箱冷凍庫靠後方的位置，這樣打開冰箱門，先看到的就不是冰淇淋。要想把它拿出來，她需要移開冷凍湯、一包牛肉和冰棒，這個過程就會避開「冰淇淋近在眼前」的陷阱。

她的自我干預方法似乎與下面這個研究結果一致。在一項研究中，研究人員在參與者面前放了幾碗巧克力。不是放在離他們有七十公分之遠處，就是近到大約只有二十公分。結果證實，那些坐得離巧克力更近的參與者會吃得更多，這樣的結果是意料中事。

但我們吃的不是只有近在手邊的巧克力。另外有項研究是將葡萄、餅乾和巧克力放在不同的位置——一種是十五公尺遠，另一種是觸手可及。研究人員發現，當食物離得更近時，人們不僅會吃巧克力，較為健康的葡萄和餅乾也會吃得更多。

這真是讓人難以置信的好消息。要減少盲目進食，增加有意識進食的機會，最簡單的方法之一，就是重新安排或布置所處的環境。

選擇離自己較近的食物是人類的天性。所以，如果你也是這樣，請不要對自己太苛刻。相反地，你要改變這個過程，創造一個不會盲目進食且較易選擇健康食物的環境，在真正補充能量的同時也能填飽肚子。

Hangry to Happy

讓餓怒變開心

一、眼不見，心就不煩

檢視廚房，看櫥櫃上方是否擺著會導致你瞎吃的食物？薯片、蘇打水，還是餅乾？你無須把這些東西都丟掉，只要把它們放進櫃子或不透明的袋子裡。

二、觸手可及原則

坐在辦公桌前，用雙手做一次大掃除。在你觸手可及的範圍內是否有食物？至少要把食物放在離你七十公分遠的地方，而且最好是放在抽屜裡，這樣做會大大減少盲目進食的發生。

三、注意食物的放置

將健康食物放近點會對你大有助益。選擇一些吃了會讓你感覺良好的食物，然後有計畫地把它們放在附近，像是辦公桌上、餐桌上的碗裡，或任何你能看到的地方。

方法 12

改善行為選擇

「有時，我覺得勸自己吃健康食物，就像試圖說服一條魚跳進水裡一樣。我也知道吃什麼才健康，但實際做起來卻又如此困難。」

說到健康食物，我……

- 不喜歡健康食物，吃的時候會再三掙扎。
- 雖然喜歡健康食物，但面對選擇時很難做出健康的選項。
- 喜歡健康食物，但只是偶爾吃。
- 總是吃健康食物。

來我辦公室的人都會發現，他們每次都能在桌子上看到同樣的東西：蘋果。我把蘋果放在電腦螢幕的正中間，這樣打字時就不可避免地都會看到它。

我長期都會吃蘋果，部分原因是我喜歡吃，但相較之下，我更願意吃放在我面前的蘋果，而不是那種需要從錢包裡找硬幣，走到大廳自動販賣機才能買到的蘋果。去自動販賣機買東西不僅花錢，還得花時間，相較之下，選擇近在眼前的蘋果是件很簡單的事。

我的諮詢者普遍都喜歡健康食品，但有些人並未如他們期望的那樣經常食用。他們問我：「我該怎樣做才能選擇吃蘋果而不是巧克力呢？我喜歡吃蘋果，但也喜歡吃巧克力啊。」

我知道這很難抉擇。在心理學中，研究人員試圖透過一種叫作「選擇架構」的方式，來幫助人們在做有意識的選擇時不會那麼困難。選擇架構就是做微小、低成本的改變，使食物更方便獲得、更具吸引力，也更容易被看到，做法包括將健康食物搭配成「拿了就走」的現成組合，使健康食品變成簡單而非困難的選擇。

例如，一項研究觀察了更動沙拉檯上配料位置後出現的情況。在兩個月裡，研究人員簡單地改變了八種沙拉配料——花椰菜、碎乳酪、雞肉、黃瓜、水煮蛋、蘑菇、橄欖和番茄——的位置。他們發現，人們多半會選擇放在邊緣的配料，而不是中間的那些。根據研究人員的計算，在一年的時間裡，僅僅變換這些配料的位置，就可以讓一個人的體重產生兩百五十公克的變化。

這個結果應該能使你停下片刻，仔細想想我們是如何做出選擇的。這樣做對我很有用。想想你選擇某樣東西是因為喜歡它嗎？還是僅僅因為它就在你眼前？最重要的是，該如何利用這些資訊讓自己受益？

研究證實，你可以做出改善自己行為的選擇，甚至無須思考。舉例來講，人們如果把水瓶放在桌子上，而不是放在離自己有半公尺甚至一公尺遠的地方，這樣在吃東西時就會喝更多的水。換句話說，如果水就在眼前，你可能會在吃飯時喝更多的水。

還有一些研究觀察了將食物從雜貨店後方移至前面擺放時發生的情況。研究人員發現，將水果和蔬菜挪到商店前面引人注目的展示區時，人們會買得更多。這是有原因的。想想有多少次你在排隊結帳時，衝動地買了汽水、糖果或口香糖，只是因為它們就近在咫尺。

店家知道我們會買方便取得的食物。我們也可以利用同樣的原理，在家裡和工作中安排食物的位置。想想如何讓吃健康食物變得不那麼費力，甚至毫不費力。然後改造你的環境，這樣想吃到你喜歡的健康、能用心吃的食物就不那麼困難了。

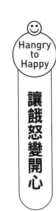

Hangry to Happy

讓餓怒變開心

一、做自己選擇的設計師

一根香蕉在手，勝過五根還放在袋子裡的。所以請把想吃的食物放在視線可及的範圍內，把健康零食放在顯眼的位置，把想吃的食物放在透明容器或袋子裡。即使需要打開堅果罐的蓋子，也能幫助你更常選擇堅果作為健康零食。

還有，要把水果從袋子裡拿出來，而不是放在袋子裡，這樣才不會忘記吃。

二、在辦公桌放健康的零食

把健康零食放在辦公桌上，這樣你就不會忘掉它們，而會吃更多健康的食物，也很少會盲目地看到什麼就吃什麼。

三、提前備好零食

在門口旁放一袋事先準備好的健康零食，這樣出門時就不用在最後一刻忙亂地翻找，而可以直接拿起來就走。

四、購買預先切好的蔬菜

我的諮詢者談到，最好的投資之一，就是購買已經切好的蔬菜。因為如果水果或蔬菜預先切好，就會增加我們吃掉它們的機率。先切好的蔬菜可能會貴一點，但你可以把它視為對健康的投資。

如果你把這些切好的食物全部吃光，而不是任其變質，這就是雙重收穫。請想想該把它們放在冰箱的什麼地方。如果放在保鮮抽屜裡，可能你永遠都不會吃，因為這樣做會很容易忘記它們的存在。因此，請把水果和蔬菜放在冰箱可以看到的地方，而不是抽屜裡。

五、購買冷凍蔬菜

買一些方便跟義大利麵或其他菜一起烹煮的冷凍蔬菜，這樣就無須費心去處理與清洗蔬菜了。

六、把水放在容易拿取的地方

正如上述研究強調的，讓桌上的水壺裝滿水，這樣你就不必起身一直去裝水。為了幫助自己和家人更有意識地管理飢餓，放個隨時都裝滿的水壺是最簡單的方式之一。

你也可以每天隨身攜帶方便裝水的水壺。我家汽車後車廂裡，總會放些瓶裝水，以備自己或他人不時之需。

七、在車內放健康的零食

在車上的扶手箱或側袋裡放一些經過特意挑選的健康零食。這樣可以讓你吃在視線範圍內的零食，而不會毫無意識地開進速食店的得來速車道。

方法 13

別把追劇當藉口

「我不斷告訴自己，只要再看一集就上床睡覺。但我沉迷其中，無法自拔，直到把整季劇集看完才停下來。追劇的時候我會吃零食，有時會在劇集之間休息一下，換另一種零食吃。」

當我沉迷追劇時，我會……

- 一直在吃零食。
- 至少吃一次零食。
- 可能會在餓的時候把電視暫停，吃點零食後馬上回去繼續看。
- 完全不吃任何零食。

在我做心理學家的十年內，科技發生了很大的變化，這也影響了我們的飲食方式。莎拉就是個很好的例子，她之前並不會亂吃、瞎吃，直到隨選視訊的發明出現。很多人都認為影音串流是史上最棒的發明之一！在我們的談話中，莎拉說當她需要坐下來休息或放鬆時，沉迷追劇能有所幫助。她是個忙到馬不停蹄的媽媽，有時還會感到焦慮，很難放慢生活的腳步，但沉浸在電視節目中有助於她放鬆和紓壓。

沉迷追劇的人通常也會有盲目飲食和暴飲暴食的困擾，這兩者都會讓人產生逃避和快樂的感受。將這兩者結合在一起，就能讓人暫時遠離現實世界，獲得休息。

但研究證實，我們看電視的時間越久，就會吃越多的東西。此外，在看動作片或文藝片時，會比看其他類型的節目時吃得更多。

對莎拉來說就是如此。當她覺得心煩意亂並處於舒適的環境中時，往往會吃得更多。在我們共同的努力下，她開始留意這種情況及其對自身習慣的影響。她意識到，可能是因為沉迷追劇的人往往會直接跳過廣告，所以電視節目轉而在內容中巧妙地置入性行銷，藉此宣傳美食。當她看到劇中人物大快朵頤，或是出現食物的畫面時，她就會很想吃東西。

以前看電視劇不需要我們自我控制，或是告訴自己「不能再看了」，因為一部電視劇每週只放一集，每集的時間有限。

但如今我們需要使用大腦的前額葉皮質，這是執行決定的區域，來告訴自己該適時停止，還是再多些歡樂時光。當處於快樂狀態、感到身心愉悅時，大腦會釋放多巴胺，這是一種神經傳導物質，在我們享受美好感覺的事物（比如性行為、進食或觀看數小時的電視）時會流動，它就像對大腦的「刺激」。但對於任何事物，包括無節制地追劇，我們都可能會過量，於是我們便開始感覺麻木。因為大腦想要更多的多巴胺，所以我們會繼續進行當下的活動，以滿足大腦的需求。我們可能並未意識到這點，但這就是大腦內正在發生的事情。

關於無節制地追劇，有些諮詢者還存在另一個問題：他們會為了追劇一直熬夜到凌晨，這對健康和餓怒都有很大的影響。他們不僅隔天會無精打采，而且缺乏睡眠還會使食慾荷爾蒙紊亂，即使只少睡一小時也會讓你更容易感到餓。失眠時，人們也會做出更多讓他們後悔的決定，不論是與食物和生活中有關的其他一切事物，所以我們需要學會及時煞車。

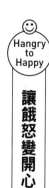

Hangry to Happy 讓餓怒變開心

一、限制看電視的時間

事先選擇要看幾集或者要花多少時間。這樣到了停止觀看的時間，會更容易有意識地關掉電視。

二、跳過廣告

如果節目有廣告時就快轉，這樣就不會看到披薩和薯條之類的廣告，尤其是如果你容易盲目飲食或常忍不住想吃東西，這樣做格外重要！

三、到了該睡的時間就去睡

追劇時吃不停會影響你的睡眠。盡量在合理的時間上床睡覺。設定截止時間，超過這個時間就不要再看了。

四、善用「朋友系統」

找個朋友跟你一起看節目，他能幫助你控制觀看時間。此外，當有其他人在時，我們往往會吃得比較少。

五、吃東西或看電視只能二選一

有個強而有力的選擇是：不要同時吃東西和看電視。如果你要吃零食，就把電視關掉；或是想吃零食時，就起身到放零食的桌子旁邊，而不是窩在沙發上。吃東西時要保持專注。

六、避免喝酒

追劇時盡量避免喝酒或吃東西，這些食物會讓你看到更欲罷不能，也增加了盲目飲食的可能性。

七、把食物裝到小碗裡

如果你看電視真的還是忍不住想吃東西，就把食物倒出來裝到碗或盤子裡，不要直接從袋子或盒子裡取食。

八、讓雙手動起來

我有個諮詢者會一邊看電視一邊織毛衣，另一個諮詢者則會做些事不讓雙手閒下來。她說：「吃零食和織毛衣這兩件事是不可能同時進行的。」

方法 14

放下手機，好好吃飯

「我和丈夫吃飯時面對面坐在餐桌前，但我們都在看手機。吃飯時我們不會交談，有時甚至還會隔著桌子發訊息給對方。」

吃飯時，我……

- 一直都沉迷在手機裡。
- 一有訊息通知鈴聲就會去查看手機。
- 會關掉手機，專心吃東西。

我的諮詢者說：「我男朋友只顧玩手機而冷落了我。」

對我來說，「低頭族」（phubbed）是個新名詞，就像餓怒一樣，它是由「手機」（phone）和「被冷落」（snubbed）這兩個字組合而成，用來形容科技對社交關係的影響。如果你也曾有此經歷，應該也會覺得因低頭玩手機而冷落你的那個人，是不尊重人或不禮貌的。

據我所知，目前還沒有人發明一個詞彙來描述因為看手機而忽略食物的情況。但通常我們吃零食時，手機會吸引我們所有的注意力。我們會一手拿著零食，另一隻手不停地滑手機。

問題是，如果我們吃零食或吃飯時全神貫注在手機上，就無法充分享受食物，也不會專注進食。

《實驗社會心理學》雜誌上的一項研究，觀察了科技對三百名參與者飲食習慣的影響。研究人員讓這些人外出用餐，一組參與者攜帶手機，另一組則否。帶手機的人在吃飯時使用手機的時間，高達整個用餐時數的百分之十一，也就是每十分鐘就要玩一分多鐘的手機。那些使用手機的參與者表示，他們的注意力更難集中，社交參與感降低，還說自己用餐時明顯沒有那麼享受。

如果你很難在吃飯時把手機暫放一旁，你並不是特例。我的諮詢者也經常覺得很難改變這個習慣。如今，人人幾乎都手機不離身，我們靠它休閒娛樂、打發時間，但同時也分散了專注力。

一項針對兩千名美國人飲食習慣的研究發現，許多人用餐時越來越容易分心。大約百分之二十九的人表示他們現在用餐都會帶著手機，超過一半的人表示吃飯時大部分時間都在玩手機，只有百分之十七的人說他們從來不在吃飯時看手機。

如果要你把手機暫放一邊，你是不是會覺得「哎呀，不可能啦！」別擔心，這樣想是很正常的。但請記住，只要把手機暫時放到旁邊一會，你就能獲益良多。你可以更享受用餐時光，也能更專注品味食物，更有意識地控制食量。

Hangry to Happy 讓餓怒變開心

一、不把手機帶上餐桌

請試試下面這個簡單的技巧，而且完全不需要改變你的飲食習慣：把手機放在車裡或另一個房間，而不是放在包包裡或把手機倒扣放在桌上。

《消費者研究協會》雜誌中的一項研究發現，即使把手機關成靜音、關機或處於勿擾模式，它仍會讓你分心。如果看到手機時，就會想到可能有人正在發訊息給我們，或者我們想要即時知道某些資訊。而且，即使你沒在用手機，但當你知道伸手就可以拿到時，它仍會吸引你的注意力。研究發現，智慧型手機降低了人們的工作記憶力，也降低了解決問題的能力。

二、關掉手機鈴聲

如果你不能把手機放在房間外面，請記住，手機聲音開得太大會干擾你用餐。即使是提醒有電子郵件的叮咚聲，也會打斷你的注意力。

《實驗心理學雜誌》的一項研究發現，當你聽到手機振動或鈴聲時，即使沒立刻查看，也會影響你的認知表現。你會想：「會是誰打來的？他們有什麼事？」你不會再思考自己在吃什麼，或享受食物和他人的陪伴。在餐桌上，手機沉默是金。

三、使用科技產品收納盒

享受沒有3C產品干擾的一餐吧！找個色彩繽紛的盒子，讓大家（包括你在內）在用餐前把手機放進去。最好把這個盒子放在靠近插座的地方，方便人們充電。這樣做可以讓人養成吃飯時不發送訊息的習慣。

四、只在偶爾時有意識地查看手機

如果你實在離不開手機，那就有意識地查看消息。正如前面所說，離開手機後，人可能會變得焦慮，在焦慮狀態下就無法做出明智的食物選擇。因此，有時查看手機反而能減少焦慮，使我們能更清楚思考該吃些什麼。但通常我們沒有必要看手機，只是出於下意識的動作，這是一種自動的習慣。

如果你想在吃飯時看手機，那就有意識地這樣做。例如，在用餐前先制訂這樣的計畫：「吃完三明治後，我會休息一下，看看手機，然後就把手機收起來，去吃蘋果。」當你嘗試不在吃東西時看手機，就可以更用心地把兩件事都做好。

方法 15

別把零食當正餐

「我一天中經常發生意外吃零食的情況，通常是在等煮好晚餐的時候。因為太餓了，我就開始吃零食。本來只是吃一點解饞，到後來會變成吃各式各樣的零食，但我其實並沒打算要這樣做。原本很期待能好好吃頓正餐，但後來會覺得已經沒那麼餓了。」

說到零食，我……

- 會吃很多零食，而且經常吃。
- 有時會吃零食，一不小心就會吃得太多。
- 從來不吃零食，只在特定的時間吃，但即使這樣仍會讓我在兩餐間感到餓怒。
- 喜歡吃零食，而且很注意控制分量。

「零食意外」是我的諮詢者用來形容他們無意中吃掉比預想中更多的零食，這完全是無意識發生的。你伸手拿了一把腰果，但在你意識到之前，半罐都已經吃完了。它不僅沒讓你不再飢餓，還會讓你飽脹得很不舒服。

這樣失控的情況隨時隨地都會發生。或許你在廚房，突然就把手伸進料理台上一包已經打開的薯片裡。或是你可能在工作，眼角餘光瞄到一個碗裡有些燕麥棒。在你意識到之前，你周圍已經都是空空如也的包裝袋，但你其實並非故意為之。

「零食意外」最常在人們真正需要吃零食時悄悄發生。他們剛好發現自己餓了，但因為太忙了，陷入了一種無意識狀態，所以不知道自己到底吃了多少，本來只要吃幾口就可以緩解飢餓，但他們卻一直吃到停不下來。

也有一些諮詢者有時整天都在吃零食。當我問他們今天吃了什麼或吃了多少時，他們會說：「我也不知道。」原本他們其實並不打算吃太多，但在毫無自覺的情況下，又很容易吃過量。

一項關於零食的研究，觀察了把食物標記為零食還是正餐的影響，以及我們在哪裡吃零食和正餐是否會有所不同。實驗中，提供給八十位女性參與者義大利麵，其中一些貼上了「零食」的標籤，放在餐盒中讓參與者站著吃。有些則貼上「正餐」的標籤，放在盤子裡讓參與者坐在桌旁吃。研究人員發現，將義大利麵標記為零食且站著吃時，人們會吃得更多，而當他們用盤子時則會吃得較少。這種情況是正常的。當我們認為自己是在吃零食時，往往不太會注意自己吃了多少，而且站著吃東西也會讓我們心不在焉。

在吃完義大利麵後，研究人員又給參與者巧克力。相較於自認為吃了正餐的人而言，那些認為剛吃完零食的人會吃更多巧克力。研究人員指出，覺得自己吃了零食的人之所以會吃更多，是因為他們認為自己稍後會覺得餓——畢竟他們覺得之前只是吃零食而已。

Hangry to Happy

讓餓怒變開心

我告訴參與餓怒管理計畫的諮詢者，吃零食是件很好的事，而且也很有必要！零食對控制飢餓有極大的幫助，能避免餓怒發作，但關鍵是要用心吃零食。我們從以上研究中得知，如果你要吃零食，選擇正確的零食是很重要的。

一、用心吃零食

我用「snack」（零食）的每個首寫字母代表的詞彙，來幫助你避免無意識地進食。

S—放慢節奏（Slow down）。有意識地選擇零食。不要隨便吃第一眼看到或立即能拿到的零食。問問自己真正想要吃的是什麼。

N—注意你的飢餓感（Notice your hunger）。你的飢餓程度有多高？從1（極餓）到10（極飽）進行評分，看自己需要多吃還是少吃點零食。

A—問問自己有哪些選擇（Ask yourself）。列出你現在可以吃的三種零食。

C—謹慎選擇（Choose thoughtfully）。問問自己，這種零食能滿足我的需求嗎？它能讓我緩解飢餓，還是能帶給我真正渴望的美味？

K—善待自己（Kindness）。吃零食時問問自己：「我現在這麼做對自己的身體好嗎？我該停下來還是繼續吃，才會變得更專注？」如果你想再吃一口，那就繼續吃，直到你覺得滿足為止。

二、設置零食提示

為了幫助你保持有意識地選擇零食的心態，不妨參考上述研究中的建議，有意識地思考「零食」這個名詞。用一個小盤子或小碗代替正餐使用的大餐盤或沙拉碗。或者把零食放在餐巾紙上，這樣能明確提醒自己「我正在吃零食」。或是在包裝袋上貼上「零食」的標籤，然後，坐下來好好享受吧！

方法 16

注意飲食信號

「我喜歡餓怒管理計畫中的一些技巧，它們真的很簡單，幾乎不費力。其中我最喜歡的一種技巧就是使用紅色的盤子，我立刻就去買了一個。在家時，我總是把零食放在這個盤子上，提醒自己，重點不是盡量避免或完全不吃零食，而是要放慢吃東西的速度。這是個微妙的提醒，而我正需要這樣的提醒，因為我頭腦裡已經裝了太多事情了。」

當我該停止吃東西時，我……

- 會一直吃，直到食物吃完為止。
- 一旦覺得吃飽了，我就得有意識地告訴自己不能再吃了。
- 會設置提醒，讓自己記得停止吃東西。
- 吃飽了就會主動停下來，不需要太過努力或考慮太多。

我有個諮詢者最近在她的高中科展做了一個關於食物顏色的實驗。她研究了顏色如何影響人們對食物的評價。

實驗案例是兩個白色蛋糕：一個染成草莓粉紅色，另一個染成深藍色。結果可能並不會令你吃驚。雖然兩個蛋糕的味道完全一樣，但大家都認為粉紅色的更美味。

這位諮詢者選擇藍色，是因為藍色通常不會被視為能引發食慾的顏色——除了藍莓。有些食物呈藍色可能是天然的，但自然界中的藍色食物並不多。我們更常看到紅色食物，像鐵質會讓肉類呈現粉紅色，或是綠色食物是來自植物中的葉綠素。有項研究甚至發現，男性在藍色燈光照明下進食，食慾會明顯下降。

行銷人員經常用顏色影響我們對各種食物口味的喜好。例如，葡萄酒標籤的顏色會影響我們對葡萄酒味道的期望，紅色和黑色標籤最可能讓人覺得味道很濃烈，而紅色和橘色的標籤最可能使人聯想到水果和花香味。

顏色不僅影響我們對食物風味的期望，還會改變我們的行為。

紅色是最有力量的顏色之一，會影響我們的思維方式和實際行動。想想停車的標誌，即使你沒有看上面的文字說明，你仍然會停下來，因為你會對顏色做出反應。

此外，相關研究已經證明，顏色也會影響我們與食物間的互動。在一個針對健康和不健康食物的實驗中，顯示在食物附近使用紅色，有助於減少人們食用不健康食物的分量。有趣的是，這種顏色不太會減少我們對健康食物的攝取量，很可能是因為在聽到「健康」這個詞時，我們認為自己可以無限量地吃。這種與健康有關的聯想，可能要比我們認為紅色代表禁止的聯想更為強烈。

在另一項關於紅色的研究中，相較於藍色標籤的食物，消費者會花更長的時間來決定是否要選擇具有紅色標籤的食物，這證明人們對於顏色與食物的關聯性，會產生不同的認知過程：在看到紅色時，大腦會放慢思考速度。其他研究也顯示紅色具有強烈的影響力，在日常生活中看到這些顏色時，我們通常會認為，紅色代表停止，綠色代表前行。

那麼，何不好好利用這種慣性行為的反應呢？將顏色與已編碼到大腦中的自動反應互相連結，比如利用紅色讓我們在選擇食物和進食行為，能更有意識地做出健康的選擇。

Hangry to Happy 讓餓怒變開心

一、紅色能讓人放慢進食速度

有項研究觀察人們使用紅、藍、白三種不同顏色盤子的情況，結果顯示，放在紅色盤子中的食物，人們吃得最少。這表示紅色能讓人下意識地放慢進食速度。

你還可以舉一反三，比使用如紅色的杯子、餐具，還有餐巾紙。

二、綠色能讓你想吃健康食物

有項關於在糖果棒上使用紅色或綠色標籤的研究，人們認為綠色標籤的糖果棒會更健康。而且研究也證實，看到綠色時，我們會聯想到「前進」或「健康」。

所以，請把健康零食放在綠色容器中，或者在櫥櫃上使用綠色的零食碗，這會讓你更想去吃這些健康的零食。

三、善用微笑符號

想提醒自己吃健康的零食嗎？在市中心的一所小學裡，午餐時會在健康食物上放置綠色的笑臉符號。結果，鮮奶的購買量從原有的百分之七．四上升到百分之十七．九。巧克力牛奶則下降了約百分之二十。此外，蔬菜的購買量也顯著提升。

因此，請在便利貼上畫張笑臉，然後貼在任何你想要吃的健康零食上。或者用筆在盒子或包裝袋上畫個笑臉，這樣的小提醒可以幫助你更加專注於選擇健康的零食。

方法 17

旅行中這樣吃

「以前我和丈夫旅行時總會吵架。而我們的假期通常運動量都很大，會騎自行車或是健行。如果我們沒有準備足夠的零食，愉快的旅行就會立刻演變為爭吵——主要是因為我倆都會出現餓怒症。在吃過苦頭後我才發現，備足零食可以拯救我們的假期！」

在旅行時，我……

- 很難在旅途中找到健康的食物。
- 經常找不到想吃的東西，浪費很多時間去找。
- 會提前上網選好餐廳。
- 會帶很多零食，這樣就可以撐到發現自己想吃的食物再用餐。

你近期有打算去旅行嗎？如果是的話，你可能會考慮到一件事，那就是食物：「我在旅行時該吃些什麼呢？」

無論是去迪士尼樂園玩樂還是因公出差，旅行對我的諮詢者而言都會引發許多飲食焦慮。他們擔心在外面用餐會吃得太多，但也擔心會錯過一些美食。比如，如果去波士頓，他們就會想吃蛤蜊濃湯；如果去義大利，就會想去吃義大利麵。

我的諮詢者也會為出差時如何正念飲食而倍感苦惱。研究顯示，經常出差的人比一般人更容易受飲食和體重問題的困擾。

旅行可能會改變我們的作息規律，因為行程表被排得滿滿的，且可能會有時差問題，因而改變日常的睡眠習慣。又像是我會認床，如果沒睡在自己的床上，就會睡不好。此外在旅途中，我們對外地的食物通常都不太熟悉，又或選擇有限，有時會因為實在太餓，就在休息站隨便吃個披薩，或是冒險地相信再走一千六百公尺就會有更好的選擇。即便在家，決定要吃什麼就已經很困難了，外出旅行時更是難上加難。

短途旅行會碰到的飲食問題可能和長途旅行一樣艱難。有次我們全家自駕一個半小時到哥倫布動物園，看到動物的興奮讓我們完全忘記吃飯。後來，我發現孩子們變得無精打采，開始抱怨起來。於是我讓他們坐在陰涼處，拿了些小點心給他們。花時間預先準備零食可能會有點麻煩，但吃點東西，並避開燥熱的陽光，休息一會兒後，孩子們馬上就精力充沛，之後也沒再抱怨了，可見這樣做是非常值得的。

旅行不一定會導致餓怒爆發，無論是孩子，還是我們自己都是如此。我們旅行時需要提前計畫好各種細節，從打包衣物到行程規劃。為了掌控飢餓，我們也需要做好萬全的計畫。

Hangry to Happy

讓餓怒變開心

一、帶輕巧、方便攜帶的營養零食

旅行往往需要大量移動和活動。無論是長時間步行、購物、山路駕駛或是在海灘上度過一天，都需要消耗很多體力。因此，需要準備能為身體補充富含蛋白質的食物，如堅果、乳酪、肉乾、高蛋白營養棒、杏仁或花生醬。

二、去超市買蔬食

無論你去哪裡，都可能有超市。所以請不要只在沿途的餐廳停下來用餐，找一家超市，然後在沙拉吧或蔬食區買些零食。

三、在車上玩遊戲

旅途車程中覺得無聊時，往往會不自覺地吃東西。所以，在車上玩玩遊戲或聽聽有聲書，可以讓大腦保持活絡。

四、放瓶冷凍水

喝水有助於避免旅行時的疲憊，以及因待在車裡無聊而產生對垃圾食品的渴望。冰凍或涼爽的水瓶還可以兼作按摩器，坐車或坐飛機時放一個在脖子後面，然後用肩膀滾動水瓶，也可以放在腳下降溫，等冰塊融化後，還能喝上一口。

五、使用手機程式

在出發之前，利用一些手機應用程式做好選擇食物的規劃，可以幫你在途中找到更健康的餐廳。

六、試試蛋白粉

旅行時需要很多能量，帶一些蛋白粉，可加在優酪乳、燕麥片、牛奶等食物裡。

七、補充營養

旅行可能會讓身體吃不消。即使少睡一小時，也會導致你想吃更多東西。一定要隨身攜帶維他命和褪黑激素，幫助你調整睡眠和食慾。

總結

無論你是在家做飯，還是在辦公室吃零食，抑或是到餐廳用餐，吃飯的地點和使用的餐具，都會影響你能否用心進食。也許我們希望自己只在覺得餓的時候才吃東西，但這種想法不切實際，也不太可能做到。

讀完本章後，請花些時間仔細環顧四周，看看自己的用餐環境及餐具。這些因素可能會在潛移默化中影響你，有時它們會對你保持正念飲食有所幫助，有時則否，關鍵是你能否注意上述因素對用餐的影響。在用餐過程中，保持自覺是很重要的。

遠離餓怒環境的檢查清單：

□我會留意吃東西時所使用的餐具（如：盤子、杯子、餐巾）。

□我會有計畫地擺放和收納食物。

□為了防止自己會無意識地吃零食，我會把食物放在比較難拿到的地方。

□ 我看電視時會很注意自己的飲食方式。

□ 我不會邊看電視（或手機）邊吃東西。

□ 我知道何時該吃零食，並且會有意識地這樣做。

□ 我會用有效的提示來提醒自己用心吃東西，不盲目進食。

□ 即使在旅行時，我也能做到正念飲食。

第三章
你的餓不是真的餓

當諮詢者談到飢餓時，我腦海中浮現的畫面是這樣的：飢餓就像煩人的鄰居，天天都不停敲他們家的門。這樣的鄰居每天都會過來借點什麼，而且常是不一樣的東西。有時候他們在門口欲言又止，連自己也不確定想要借的是什麼。有時他們又很清楚要借什麼，比如是釘釘子的鐵錘，於是你就拿錘子給他們。但有時候你把鐵錘拿來，他們又會說：「其實我要的借不是這個。你有螺絲起子嗎？」這就像你明明吃著花生醬三明治，心裡卻想著：「不，我其實想吃的是乳酪通心粉。」

通常情況下，人們會忽視這個死皮賴臉又惹人討厭的鄰居。我的諮詢者也常常想假裝沒聽到飢餓的敲門聲，以為也許忽視了飢餓，它就會自動離開。但事實上，當我們漠視它的存在時，敲門聲就會更大。肚子會咕嚕叫地抱怨，人也變得更加易怒。因此，鮀鳥心態地迴避並不是好的選擇。

有時飢餓的敲門聲會讓人抓狂。諮詢者會感覺受夠了。「你現在到底想要什麼？」他們想大聲咆哮，想弄清楚飢餓到底想要什麼，這讓他們十分火大，選擇吃什麼讓人很傷腦筋。

有時，人們則會花很大的力氣取悅飢餓，而且不只是滿足它，我們認為必須吃到完美的食物才行。當我們一心想要吃到美食時，反而會不自覺地陷入餓怒之中。

與其忽視、安撫或對抗飢餓，不如邀請它進屋聊一聊，好好瞭解一下彼此。這樣，下一次餓怒時你就不會再覺得沮喪，你甚至可以預測飢餓需要的是什麼，在聽到它敲門聲時就先準備好。飢餓並無好壞之分，只是身體傳達的資訊，而我們需要做的就是學著理解這些資訊。

在本章中，你將學會如何評估飢餓程度，一步步走向飢餓，並和它近距離接觸。瞭解飢餓是如何發生的，並讓餓怒中的你變為一個更快樂的人。

方法
18
是「肚子餓」還是「心理餓」？

「先生建議晚餐做花椰菜時，我的下意識反應是皺眉頭，搖搖頭說：『不要！我不想。』我甚至都沒認真想過這件事，因為我一直都很討厭花椰菜。我開始意識到自己其實不太能接受新食物，特別是以前我覺得乏味的食物。餓怒管理計畫使我更清楚意識到自己內心的對話非常強大，大腦中的那個聲音控制著我的食物選擇。」

提到食物，我內心會想……

- 不會仔細思考要吃什麼，就只是吃。
- 經常為了關於該吃什麼想老半天。
- 會有意識地思考該選擇哪些食物。

・我非常重視自己選擇食物的想法。

語言很重要。我們告訴自己該如何吃食物，對我們的飲食方式有很大的影響。我們之所以對食物會有負面感受，是因為與節食有關的語言太過消極，甚至有暴力性質的用詞。

「消滅飢餓！」「征服欲望！」「克服食慾！」無論你是否已意識到我們會不斷與自己討論所吃的食物，這樣的語言都很難讓節食或是進食是件愉快的事。因此，我鼓勵諮詢者留意這個帶著批評的小小內心聲音，因為這種對話的影響是很大的，比如我們對自己說「吔！蘆筍看起來很噁心。」那麼不管蘆筍可能有多好吃，我們都不會去嘗試。

為了改變以往盲目進食的習慣，我們可以在談論食物的方式上做出兩種重要但簡單的改變。

第一個改變是，我讓諮詢者重新思考他們是如何使用「飽」這個詞的。諮詢者經常會談到他們想「吃飽」。但他們想要的，僅僅是一種身體的感覺，就是肚子鼓鼓的或是充實感，還是有其他的涵義？我建議諮詢者不要以「飽」為考量，而是開始思考到底是什麼讓他們感到滿足——是滿意、高興，還是能以平和的心態面對食物？我一直鼓勵諮詢者注意，滿足不僅是生理層面，還有心理的感受。理解這一點很重要，因為我們吃飽後，可能並不會馬上就覺得飽，因為身體感受器需要在飯後幾分鐘才能感到飽足。當我們真正感到胃部飽脹時，往往已經吃得太多了。

為了改變諮詢者的飽足觀，我讓他們想像一個空的購物紙袋，然後在腦海中想像將袋子裝滿。結果，他們經常告訴我，自己會想像把紙袋完全裝滿，有些東西還滿到紙袋外。

然後我會說：「請想像一下，同樣把袋子裝滿，但要更方便攜帶。」這一次他們想像的袋子就變得很不一樣，預留了一些空間，且不會因為要充分利用每一個角落而倍感壓力。其實我們填飽肚子的方式也是如此。

第二個重要的轉變是要開始注意我們談論某些食物的方式，尤其是健康食物。當諮詢者談論食物時，我會仔細聆聽並注意他們說的每一個字。他們是用快樂的字眼——享受、品味、欣賞、感覺很好、充滿活力、補充能量，還是消極的字眼——無聊、乏味、討厭、單調、不舒服、不應該、糟糕。有時，這種交流甚至並不是口頭上的，諮詢者在談論某些食物（比如蔬菜）時，還會皺起鼻子，表示嫌惡。

從他們的用詞中，我聽見了他們內心的聲音。識別出這個聲音在說什麼時，我們就可以開始積極利用這個有力的工具。

在一項研究中，研究人員使用不同類別的語言來描述豆類。普通標籤就單純標示是豆類。另一個標籤強調豆子很健康，但提醒用餐者應該要限制飲食：「清淡、低碳水化合物的豆類和青蔥。」還有一個盤子上的標籤讓人覺得更加積極健康：「健康，又能提升能量的豆類和青蔥。」最後一個標籤則把這道菜餚描述成一種享受：「美味可口的豆類和青脆的香蔥。」

結果用餐者選擇帶有享受用語標籤的蔬菜比普通標籤多了百分之二十五，比強調更積極健康標籤的多百分之三十五，比強調限制飲食標籤的則多百分之四十一。有趣的是，相較於強調蔬菜健康有益的標籤，人們似乎更喜歡帶有普通標籤的食物。可惜的是，有時健康食物往往給人不大好吃的刻板印象。

我們如何談論食物的方式很重要。要注意你的思考方式，這也將改變你的飲食方式。

Hangry to Happy

讓餓怒變開心

一、留意內心的聲音

聆聽你對自己所吃的食物和進食方式時的說話方式。什麼都不必做，只要傾聽就好。

我會讓人們想像自己內心有兩種聲音，一種是餓怒發作時的聲音，另一種是健康快樂時的聲音。當你做出食物選擇時，注意是哪種聲音在說話。餓怒發作的聲音聽起來又像什麼？是脾氣暴躁的老人，還是尖酸刻薄又吹毛求疵的評論員？那個鼓勵你吃健康食物的聲音，是不是像支持你的朋友或是慈祥的父母呢？

二、肯定自己

起初，我的諮詢者常會表示他們不相信自己能夠做到。他們會說：「我在正念飲食上失敗過很多次」、「我不行」或是「我沒有自制力」等諸如此類的話。研究證明，這類的語言會使人陷入舊習慣的束縛中。但研究同時也證明，自我肯定的話語有助於讓人更有意識地控制自己的選擇。

所以，用積極的想法取代消極的，比如：「這很困難，但我相信可以做到。我會堅持不懈，只要努力，任何事都能辦到。」

三、重新定義飽足感

你不應該為了吃飽而進食，而是要有目的地吃東西，直到不再感到飢餓為止，然後問問自己：「我感到滿足嗎？」

四、用形容法獲得樂趣

藉由自己的描述獲得樂趣，是一種接受新食物的好方法，就像我上述提到的研究那樣。

每次吃東西時，選擇三個有趣的形容詞來描述自己正在吃的食物，比如，「我那如絲般柔滑的希臘優酪乳」。讀到這個形容時，你笑了嗎？真的，積極、正向的語言能讓我們感到快樂！

方法 19

預見餓怒，防患於未然

「我試著預測每晚家人在何時會餓，這樣就能在合適的時間幫他們做晚餐。如果我太晚才煮飯，他們就會開始吃零食，到處找吃的，影響吃正餐的食慾。但如果太早準備好，他們還不餓，又吃不了多少，我也會因此感到沮喪。我希望我們能準時在六點吃飯，但總是事與願違。我們也需因應一些日常活動而調整晚餐時間，例如要參加體育訓練，或是堵車的話，太太下班也會比較晚到家等種種狀況。」

會意識到自己餓了，通常是因為我……

- 時間很晚了，我已處於極度飢餓的狀態。
- 開始感到有點煩躁，並知道是因為餓了的緣故。

- 一旦感到飢餓，就會立刻發現此事。
- 很少讓自己餓肚子，因為我會預計大約何時要吃飯。

餐廳和食品公司瞭解我們容易感到飢餓的方式和時間，他們利用對我們食慾的瞭解來營利。

例如，麥當勞利用谷歌的即時觸發廣告計畫和數據管理平台，在世界盃期間預測球迷可能會覺得飢餓的時段，並透過浩騰媒體香港公司推播廣告，吸引球迷上「麥當勞歡樂送」訂餐。

足球迷在興奮激動時會感到飢餓，「飢餓時刻」正是據此計算而來。因而，在比賽開始、中場休息、比賽結束，以及任何一個進球時刻都會推播廣告。

廣告商知道，預測我們的飢餓感是促使我們購買食物的關鍵。但在我的實踐中發現，預測自己何時會餓，反而能幫助我們做出更好的食物選擇和用餐時間。有意識地預測飢餓是我們應對餓怒的有效方式之一。

大多數人都知道該如何預測生活中的問題，雖然我們不能總是預知未來，但可以根據經驗推斷可能出現的錯誤。例如，我在世界各地做正念飲食的演講時，常會面臨兩大挑戰：技術會出問題，或是主辦方沒有準備足夠的資料。因此，我學會了預見問題並提出解決方法，例如準備備份的演講稿和額外的講義。

多數人都很難預測自己何時會覺得飢餓，但有時我們很擅長預測與我們親近的人是否快餓了，尤其是我們的伴侶和孩子。我們能提前看到徵兆——另一半在廚房裡走來走去，孩子開始看到什麼就吃什麼，或是出現了煩躁的跡象。

預測自己的飢餓可能更具挑戰性。雖然我的諮詢者在處理飢餓問題時多半有很好的計畫，然而一旦遇到突發情況，就會讓他們偏離方向：他們因為趕時間而忘記帶原本要帶的零食；因為工作忙碌，不能像平常一樣離開辦公室去外面買東西吃。

因此不僅要預見飢餓的到來，還要制訂計畫。我在生活中也發現，多年來我一直都關注自己的飢餓問題，知道通常過多久就會覺得餓。同時我還知道什麼時候我容易出現餓怒，比如星期四早上，那天我會比平時早起，活動更多，還要和許多諮詢者會談。因為我知道每週都會出現這種情況，因此我會提前計畫好。但如果沒考慮到可能會遇到什麼突發狀況，我仍然很可能出現餓怒。

為了防止這種情況發生，就需要超前部署：即使一天中有很多意外狀況，也要預先考慮可能發生的問題，並採取措施，以確保一切情況處於正軌。

Hangry to Happy 讓餓怒變開心

一、深入飢餓進行調查

要制訂一個有效的計畫來應對餓怒，就要花點時間想想你的情況，包括什麼時候最可能產生餓怒，以及可以做些什麼。問自己一些問題。

- 我在什麼地方最容易覺得餓？是辦公室、家裡、路上，還是其他地方？
- 我什麼時候最容易覺得餓？是早上、晚上、週末，還是某些特定的日子？
- 為什麼我在特定的時間會覺得餓？是因為無聊、太忙，還是兩餐之間隔太久？
- 我的飢餓信號是什麼？是我會開始想到食物、變得易怒，還是覺得疲倦？

二、使用餓怒預警系統

預防餓怒意味要提前做好準備。身體確實能給出一些預警信號，但很多人會等到實在餓到受不了才去找東西吃，那時我們只能痛苦地意識到自己急需食物，而且要盡快解決。

在一天中，每隔約一個小時就停下來，留意自己的飢餓程度。記錄每個小時的感受，花點時間留意自己一整天的飢餓狀態，並使用下面的評比系統來判斷飢餓程度，這樣我們就可以提前做出調整，避免因飢餓而造成不適或影響心情。

餓怒預警系統與信號

1. 滿足：不需要吃東西

處於正常的休息狀態／不覺得餓，不會想到食物

2. 飢餓初現：注意到飢餓感

考慮食物選擇／開始注意到飢餓的跡象

3. 飢餓：現在就要吃

想到很多與食物有關的事／會打算要吃什麼／需要吃零食或正餐／感到能量下降

4. 飢腸轆轆：緊急！

感覺精力耗盡／變得暴躁易怒／肚子咕嚕叫／渴望食物／尋找食物

5. 太晚了！餓怒預警！

很難專注或集中注意力／耐心減少／對小事反應過度／思緒和記憶開始變得混亂模糊／頭痛／感到困倦／微小的壓力就會激怒自己／感覺一切都是大事而且很困難／對別人發脾氣，或說出不像自己會講的話／事後會後悔自己的決定

三、制定解決餓怒計畫

問問自己：「針對每個預警系統的不同級別，我制訂了什麼計畫？」然後寫下每個階段能做的事。例如：「如果處於緊急級別，我就會立刻放下手邊的事，去吃些能止飢耐餓的零食。」

四、解決計畫中的問題

問一問自己，計畫會出現什麼問題。

列出可能在一天中成為阻礙的三件事：孩子生病了？開會超過時間？有個未來可能合作的商業夥伴，不停談論著他即將進行的重要工作？在這些情況下你要怎麼做呢？

或許答案往往並不是理想的選擇，但都是在緊要關頭能發揮作用的辦法。也就是即使在一切都出錯或失控的情況下，它也能暫時幫你度過難關。

方法 20

應對餓怒焦慮

「天哪，我要餓死了！我先生說，我餓的時候，恨不得昭告天下。他說得挺有道理的，確實是這樣。我覺得這就像緊急情況，我似乎有點恐慌。現在我到底該怎麼辦？」

覺得餓的時候，我會……

- 想著：「喔，不好了，我餓了。現在該怎麼辦？我不知道該吃什麼。」
- 感到焦慮，開始為該吃什麼而煩惱。
- 想像有哪些既美味又健康的食物，讓這些幻想在我腦海中持續一段時間。
- 根據手邊現有的食材，和我覺得好吃的食物，從容制訂計畫。

我記得六月底曾參加一個午後的戶外婚禮。和許多婚禮一樣，婚禮儀式和隨後招待宴席間隔的時間很久。我知道先生穿西裝容易流汗，這會讓他更不舒服。於是我意識到，在儀式和宴席之間被我稱為「餓怒焦慮」的感覺，會對我們造成什麼影響。等待的時間太長，我們不可能不吃任何東西。而且，直到宴席開始前，我們還要再等兩個小時才能吃晚餐，那該怎麼辦呢？此外，沒有吃東西填飽肚子，光喝雞尾酒會讓我昏昏欲睡。我很想享受婚禮派對，但我知道如果不想出一個可行的方法，先生就會變得很暴躁，搞得一團糟。

我有許多諮詢者也面臨與餓怒焦慮有關的問題。

簡單來說，餓怒焦慮就是飢餓帶來的焦慮感。有時你可能只是有點焦慮，心跳加速，或是為了找不到東西吃而煩惱：「有什麼可以吃呢？沒什麼好吃的。」有時餓怒焦慮也會讓人完全崩潰，而且很有可能不只在飢餓狀態下才會發生。對我一些諮詢者而言，光是想到自己可能會餓，都會感到焦慮。

餓怒焦慮還可能十分強烈，以至於人們想逃避。研究證實，從生物學的角度來看，這是有道理的。在穴居時代，飢餓是一個真實存在的大問題，它意味著你得去打獵或拾荒，如果找不到東西吃，你可能會餓上好幾天。在現代社會中，世界各地甚至是我們住家附近，仍有人因為沒有食物而挨餓。在戰火紛飛或遭遇自然災害的國家，兒童飽受飢餓摧殘的畫面令我們感到痛心。因此，在某些情況下，飢餓往往與真正的緊急情況、危險或飢荒有關。如果感到飢餓會讓你恐慌，請不要對自己太苛刻。這種感覺是源自現實生活的。

到底是什麼引起餓怒焦慮呢？有些是這樣產生的：一旦你意識到自己餓了，你就必須做出決定，而知道該怎麼做有時並不容易。

然而，感到餓怒的人常常會利用吃東西來緩解焦慮。他們嘴裡總要咬點或嚼點東西，才能讓緊張的神經平靜下來。這種做法雖然可以理解，但並不是最好的選擇。

在與有焦慮症（無論是哪一種焦慮）的人共事時，我瞭解到，擁有應對計畫能大大緩解焦慮。例如，有些人會因參加畢業舞會而焦慮，但如果提前計畫好，讓他們在不知所措時能從容地離開，他們心理就會輕鬆很多。知道自己有可以離開的選項，雖然他們往往並不會真的這樣做。但只要知道有此計畫，就能讓他們更放鬆，更享受整個過程。

同樣的方法也適用於面對餓怒焦慮。如果有應對的方法，你就可以避免焦慮地進食，也不會因為飢餓而束手無策。

Hangry to Happy 讓餓怒變開心

一、休息一下

如果飢餓時感到焦慮不安，那也沒有關係。提醒自己，飢餓是一種正常而自然的感覺。不要浪費時間為此感到不快，而是要思考下一步該怎麼做。

二、與飢餓和平共處

嘗試逐漸適應輕微的飢餓。一陣陣飢餓可能會令你感到不適，但並不會造成真正的傷害。請和飢餓和平共處，從中瞭解身體哪個部位會因飢餓而出現不適。也嘗試不同的進餐間隔，看看不同程度的飢餓是什麼感覺。

三、分清楚是飢餓還是焦慮

有時我們會搞混，不知自己究竟是飢餓還是焦慮，所以要注意身體在何時及何處會感到焦慮。你呼吸較快、咬緊牙關，還是有其他的跡象？要留意並確保明白焦慮和飢餓的區別。

焦慮會表現出更多的症狀，比如心跳加快、呼吸急促。而飢餓主要集中在胃部、能量程度、情緒以及對食物的想法上。

四、制訂餓怒焦慮應對計畫

制訂策略，提醒自己在感到飢餓時該如何應對，列出可能的情況以及應對方法。我也稱之為「如果X，則Y」計畫。

例如，我有個個人計畫是，如果我在開車時覺得餓了，想吃點東西，我會停下車，把放在扶手箱裡的一袋杏仁吃掉。我不會擔心飢餓，因為我知道這些杏仁是健康的選擇，能讓我安然度過此刻。

除了應對飢餓的計畫，你還要為自己制訂應對焦慮的計畫。先從慢慢深呼吸開始，讓自己從「戰或逃」的反應中平靜下來，然後決定能平復焦慮的最佳方法。

方法 21

傾聽飢餓的低語，它就不必尖叫

「我的工作讓我忙到快瘋了，為了把事情做完，我得馬不停蹄一直工作。」

談到注意飢餓這件事時，我……

- 實在太忙了，真的不會注意到自己餓了。
- 通常知道自己什麼時候會餓，但會置之不理。
- 會試著檢視身體的感覺，看看自己是真的餓了還是其實已經飽了。

• 很清楚知道自己何時會感覺餓，何時會覺得飽了。

正念飲食的藝術可以歸納為一個重點：傾聽。

有時候我們非常清楚自己的飢餓感。我們認真對待它，關注身體的感受，並努力滿足自己的需求。我們會意識到自己度過了漫長的一天，渴望獲得溫暖而豐盛的食物。然而，有時我們置若罔聞，忽視了明顯而清晰的飢餓感，只因為我們太忙，或者根本不想去聽，只是在內心制止道：「噓，給我安靜點！」

傾聽你的飢餓感與傾聽你的另一半沒什麼不同。前幾天，我的諮詢者向我講述了有關她先生的一件事。早上，她告訴先生接孩子們的時間和地點，他看起來像是在聽，甚至還點頭回說：「希望妳今天一切順利！」但下午三點左右，他有點慌張地打電話來問：「妳之前說關於孩子的什麼事情？我應該幾點在哪裡接他們？」她這才知道，之前他聽得心不在焉。

我的諮詢者在感到飢餓時常常也是一樣。當他們在生活中奮力前行時，他們與身體溝通的管道通常並不暢通，或者話只聽一半，然後在該付諸行動時便會毫無頭緒。若我們不對飢餓做出回應，身體就會暫時「靜音」，但稍後飢餓會再次來襲，甚至比之前更強烈。我有個諮詢者最喜歡的座右銘是：「如果你傾聽身體的低語，就不必讓它尖叫。」

你的身體一直在給你傳遞訊息。比如，撞到手臂時，身體會發出疼痛信號，你會做出回應，通常是揉揉痛處，但這不僅是一種行動。當我們感到疼痛時，往往是試著尋求同情和慰藉。相較於飢餓，我們對身體其他的感覺通常更為敏感。

我有些諮詢者現在能做到專注傾聽身體的聲音，他們之前都經歷過艱難的歷程，把身體逼到受傷的邊緣，超過所能承受的極限，如今他們才意識到，早在身體告訴他們時就停下來，便無須為此付出代價了。

通常，對食物過敏的人也都學會了傾聽身體。我的朋友莉拉對乳製品過敏，哪怕只喝一點點牛奶，她也會立刻嘔吐，因為她的身體會覺得牛奶是外來入侵物。她必須很注意自己吃什麼，否則身體就會覺得很不好受。

為防止出現餓怒，我們需要學會傾聽飢餓的感受。當我的諮詢者學會用心聆聽飢餓時，一些事情就發生了：他們學會深思熟慮，以用心的行動來回應。

一、傾聽飢餓

傾聽飢餓有個訣竅，就是開始傾聽時要專心致志，懷有同理心——不僅要聽到你餓了，還要用理解的方式回應，明白自己此刻需要什麼。

看看下面這些不同程度的傾聽方式：

- **用心傾聽：**全心全意地專注傾聽飢餓。

「我知道我餓了，這感覺真不舒服。我覺得渾身無力。現在該怎麼辦呢？我需要能提振精力的食物。」

- **專注傾聽：**把注意力集中在身體傳遞的飢餓信號上，而忽視與之有關的情緒。

「我就只是餓了。」

- **選擇性傾聽：**只聽自己感興趣的部分。

「我想吃點東西，我只想吃糖果！」

• **假裝傾聽：**假裝自己在傾聽，實則沒有認真對待。

「好啦好啦，我知道我餓了，等下我就去吃。」

• **忽視：**毫不用心傾聽。你似乎不在乎自己的飢餓感，認為其他事更重要。

「我不該餓的，三小時前我才剛吃過東西。」

問問自己，目前是屬於哪種傾聽飢餓的程度？接著使用下列的技巧，以正念、同理的方式傾聽你的飢餓。

二、放慢腳步

「當你越安靜，就能聽到更多的聲音。」

——拉姆・達斯

當你的汽車引擎加速時，你會幾乎什麼都聽不見。同理，要讓自己的身體引擎靜下來，就得放慢腳步，花些時間檢視一下自己的感受。

每天至少找三個時間停下來，聆聽自己的身體。

三、學會辨識身體信號

把飢餓視為身體這輛汽車的引擎測試燈。你的身體一直在和你溝通。比如，當你累了，身體會發出明確的信號。你的眼皮開始變得沉重，呼吸變慢；隨著疲勞加劇，你會打呵欠。

那麼，餓的時候身體會有什麼信號呢？越來越餓時又會有何變化呢？

四、嘗試瑜伽姿勢

倘若你很難聽到身體的聲音，瑜伽是瞭解自己身體的好辦法。

你可以試試下面這個坐在椅子上的瑜伽姿勢：坐下，膝蓋彎曲九十度，雙腳平放。從腳跟用力往下壓，盡量不要讓腳往椅子裡移動或使用手臂支撐，然後站起來。等站立後，再慢慢保持上半身直立的姿勢坐下，注意不要前傾，或是讓臀部偏向另一側。重複這個動作五至十次。慢慢坐下時，雙腳要緊貼地面，身體保持平衡，大腿後側保持緊繃感。

這個姿勢可以幫助你在用餐前保持專注力，讓身體與思緒都變平穩。你可以試一試這個瑜伽姿勢，或任何能適應你身體需求的姿勢。重點是，瑜伽能幫助我們專注於自己的身體。

方法 22

克服餓怒障礙

「我很忙，這就是我告訴自己為什麼我無法吃得更健康的原因。事實的確如此。我要處理學校跟工作上的事，還要和男朋友約會，時間真的不夠用。有時，當我完全坦誠面對自己時，我知道我為生活中的其他事情都預留了時間，但唯獨健康飲食總是位在優先事項的最後一個。」

當我試著執行健康飲食計畫時，我……

- 儘管很想這樣做，但這幾乎不可能做到。
- 希望自己能更常做到，但這對我來說需要很努力才行。
- 有時會堅持，有時則不會。
- 已經掌握到要領，大部分時間我都會有意識地吃得更健康。

「但是……」這是個微小卻極其有力的詞彙。但是……「但是……我太忙了，沒時間吃飯。」「但是……我壓力太大了。」「但是……這真的是件麻煩事。」

身為一位心理學家，我知道人們都希望吃得健康，我們都真心希望能照顧好自己，然而總是有太多「但是」阻礙我們前行。

到目前為止，我還沒見過有人會對改善飲食問題不感興趣的，誰都不喜歡餓過頭或因餓生怒，成為不討人喜歡的人。也沒有人喜歡陷入「飢餓—厭食—貪食」的惡性循環中。

許多人為此苦苦掙扎，因為有一些真正的障礙讓我們難以做到健康飲食。比如在我居住的地區，如果想去離這裡最近的商店，得開上三公里的車程。所以，即使想獲取健康食物，也需要時間、計畫和金錢。其他還有一些情緒上的阻礙，比如壓力或是害怕改變。當我們覺得疲憊不堪或壓力太大時，到速食店用餐會比去雜貨店購物更有吸引力。我經常在辦公室看到這些情緒障礙困擾著諮詢者。它們雖然不如客觀障礙那般明顯，卻同樣真實存在著。

根據一項涵蓋歐洲十五個國家的研究顯示，人們認為健康飲食最大的阻礙是缺乏時間、工作時間不規律以及挑食。這些原因聽起來是不是很熟悉？

就我自己的實際經驗，也看到了這些因素。或許是因為我是心理學家，我還看到了另外一點，就是我們的情緒對健康飲食所產生的巨大影響。

對許多諮詢者而言，情緒上的阻礙可以歸納為以下幾個方面：忙碌、憂鬱和煩惱。

- **忙碌**：他們太忙了，沒時間做飯、購物或準備食物，生活中其他的事情更重要。
- **憂鬱**：他們壓力太大，經常情緒性進食。在緊張或慌亂時，他們很難將精力放在健康飲食上。

- **煩惱：**健康飲食感覺很麻煩。要改變現有習慣需要付出許多努力，而這往往不太容易。

我要求我的諮詢者首先要辨識出哪個最常見的障礙影響他們的健康飲食，然後我讓他們深入研究，瞭解具體的細節，從中尋求解決辦法。

例如，我有個諮詢者認為她的主要障礙就是忙碌。她專注於身邊的一切，優先安排別人的事情，總是最後才解決自己的用餐問題。每當她聽到自己說「但是我得先去忙……」時，她想要好好吃頓飯的計畫就會戛然而止。

一旦知道自己說「但是」的原因，她就開始嘗試把餓怒轉化為開心，她說這就像在手機上收到更新的交通狀況，讓她知道哪裡會延誤時間，哪裡發生了交通事故，哪裡有道路被封。藉由一秒鐘的交通查詢，她就知道前方路況如何，並規劃好路程，而不是陷入因無法前進而延誤的沮喪中。

她不再浪費精力糾結於自身的忙碌和餓怒，而是開始專注於如何以方便的方式把健康飲食融入生活中，比如不去實體店面購物而是上網訂購零食，讓貨運送貨到家，或是使用能節省時間和精力的慢燉鍋等。

Hangry to Happy 讓餓怒變開心

一、把「但是」改為「而且」

為了把餓怒轉化為開心，你必須克服心中那個「但是」的聲音。

承認「但是」的存在，不要說服自己不去想它們。相反地，承認這個聲音，並留意它造成的困境。把「但是」改成「而且」：「我想更有意識地吃飯，而且我也真的很忙。」

二、專注當下

與其認為必須建立新的習慣，不如以更有意識、更專注的方式，致力於當下在做的事。

比如，吃零食時關掉手機，好好享受。如果你要吃一塊巧克力，就更專注些，慢慢咀嚼。這些做法不會占用太多時間，但會改變你的飲食方式。如果你覺得用心吃飯太麻煩，那麼這個建議對你來說會非常適用。

方法 23

遠離飽足感幻覺

「我早餐已經吃了個麵包，分量很大，應該一整天都不會餓了。但令人沮喪的是，我很快又餓了，我在想，我到底是怎麼了？」

當我吃完飯後，我……

- 幾乎馬上又覺得餓了。
- 似乎很快又餓了。
- 有一段時間會感到很滿足。
- 直到吃下一頓飯或零食之前，都覺得很滿足。

茱莉描述她吃了一塊超大藍莓鬆餅後的感覺。吃的時候她這樣告訴自己：「這應該能讓我有很長一段時間不會覺得餓了。」

但是……一小時後，她又餓得要命！

我有許多諮詢者都有過這樣的經歷，我稱之為「飽足感幻覺」。他們吃的食物看似非常豐盛，但飽足感很快就消失了。所以他們吃了東西，卻幾乎無法滿足他們的胃口，也不能抑制飢餓，所以總是處在飢餓狀態。

起初，他們會像茱莉那樣自責，怪自己的身體不爭氣，說道：「我不該又餓的，我是有什麼問題嗎？怎麼這麼快又餓了呢？」

當我和諮詢者談到他們的飲食時，常會發現一些有趣的事情：他們經常會吃惡名昭彰、會令人產生飽足感幻覺的食物。

研究證實，身體對一些食物的消化吸收速度比其他食物要快，而這些食物就會讓人產生飢餓感。

有項研究提供女性三種不同的下午茶點心，分別是高蛋白優酪乳、高脂肪餅乾和高脂肪巧克力，它們的熱量都是一百六十卡路里。

你可能會認為，這三種食物的熱量相同，對身體的影響應該也差不多。但事實並非如此。研究發現，喝優酪乳的女性在下午比吃巧克力的女性更不易覺得餓，她們也比其他女性更慢感到飢餓：比吃餅乾的女性晚二十分鐘，比吃巧克力的女性整整晚了半個小時。

零食的選擇甚至還影響了這些女性後來晚餐的食量。與吃餅乾或巧克力的女性相比，喝優酪乳的女性晚餐吃得更少。

人們所吃的食物會影響他們當下和之後的感覺。當諮詢者真正開始注意到這點，並瞭解哪些零食能讓人遠離飽足感幻覺時，他們就會選擇讓他們感到滿足而不是容易飢餓的食物。

讓餓怒變開心

在深入瞭解自己的身體後，就會清楚哪些食物能影響心情及飽足感。當這種關係越加清晰時，他們就會改變食物的選擇方式。

想要瞭解哪種食物能讓你擺脫飽足感幻覺，可以參考下面的內容，在自己身上做個實驗。

關於「三」的實驗

選擇三種不同的零食，例如：一種高蛋白零食（奶酪、堅果、罐頭火腿或優酪乳）、一種健康零食（水果或生菜沙拉），還有一種獎勵性零食（巧克力、薯片、糖果）。你也可以只選擇平時特別喜歡的三種食物，然後在不同時間吃這些零食。

記錄一下，在吃完這些不同的零食三分鐘、三十分鐘和三小時後，對你的快樂程度和暴躁程度有哪些影響。

方法 24

抵擋「我想要吃這個！」的誘惑

「每天上班途中，我都會經過一家馬卡龍店，裡面有一排排五顏六色的小點心。即使我已經走到下一條街道，還是會不斷想著它們，真希望有時間可以停下來買一些！接下來的一整天，這些甜點一直在我腦海裡揮之不去，在回家路上，我會特地經過那家甜點店，這樣就可以停下來買一點了！」

對於食物的外觀，我……

- 一看到美味的食物，立刻就想吃。
- 經常會因為食物賣相不錯而吃它們。
- 會思考食物的味道如何，以及得吃多少才會有飽足感。
- 知道哪些食物味道好、能吃飽，而且會用心品嚐。

我有個諮詢者非常愛吃巧克力。她對巧克力的喜愛之深，讓她覺得自己不能再吃了。我建議她：「讓巧克力滿足你的食慾吧，每天吃一塊巧克力吧！」我的這個建議讓她感到驚訝。

於是她按照「醫囑」，開始每天吃一塊巧克力，也期待這個每日的小確幸。她還有了另外一個意外的發現，就是每天吃巧克力讓她更容易捨棄自己並沒那麼愛吃的零食，她不再覺得自己必須把所有看起來很可口的食物統統吃掉，反正自己每天都能吃到巧克力。

我們常把「食慾」和「飢餓」混為一談，但其實並非如此。而我給諮詢者一個重要的建議，就是區分這兩個詞彙的不同。

飢餓本質上是生物學的問題，它涉及肚子咕嚕叫這種來自身體內部的提示信號，而且它是由可測量的化學因素觸發的，比如血糖和荷爾蒙。

而食慾則是由外在因素引發對食物的渴望。當我們看到、聞到或想到食物時，就可能會產生食慾。你可能也有過這樣的經驗：當你聞到烤箱裡的熱麵包香味，或看到你喜歡的食物廣告時，即使你已經吃飽了，還是會突然想吃點東西。

日常習慣也可能觸發食慾。我的諮詢者說，當他們身處特定的地點和情景時，會讓他們突然想吃某種食物。比如，每年九月，我所在的小鎮會舉辦一年一度的鄉村博覽會，每到此時，許多諮詢者都說想吃甜甜圈。而在其他時間，他們對油炸食品和甜食則毫無興趣。正是鄉村博覽會的情境觸發了人們的這種欲望。

食慾不同於飢餓，但對人也有巨大的影響。諮詢者經常說他們的食慾有時會勝過他們的飢餓感。他們覺得，一旦自己的食慾被激發，就只會想著要吃什麼，而不會在乎自己有多餓。他們總覺得自己是因為受制於食慾才會想吃這個或那個。克雷爾是我的諮詢者之一，她講過很多自己吃香橙曲奇餅乾的事。她說：「只要一想起這些餅乾，它們就在我腦海裡揮之不去。」

也有些人試圖對抗飢餓和食慾，但告訴自己忽視食慾就像告訴自己不要呼吸一樣，又或是像對自己說：「我一天只要呼吸三次就夠了。」

問題是，當食慾獲得滿足而飢餓尚存時，我們經常會覺得憤怒和煩躁。但倘若完全忽視食慾，情況也是如此。我們對刺激我們食慾的食物說「不」，就好像試圖忽視一個哭泣的嬰兒一樣。我們確實需要關注食慾，但是要給予正確的關注。如果以正確的方式滿足嬰兒的需求，他便會停止哭泣。好消息是，食慾也是如此。

Hangry to Happy 讓餓怒變開心

我和諮詢者分享的座右銘是：「用心滿足你的食慾。」當你允許自己以用心的方式滿足食慾時，你就無須每次都用「我想要吃……」來回應它。但瞭解食慾是需要花費時間和心思的。

一、深呼吸

在吃東西之前，至少做六次深呼吸。一項研究證實，進行緩慢的深呼吸可以降低心跳速度。研究中，女學生在看著電腦螢幕上最喜歡的食物時進行有節奏地呼吸，緩慢而有節奏的呼吸似乎會改變飢餓感，放鬆身體，並減少渴望。哇！光是放慢呼吸就可以幫助你更用心地進食！

二、要誠實

問問自己，是你的食慾還是飢餓在說話？你是想吃還是需要吃？當然，你可以回答以上皆是，只要你清楚自己正在處理的是哪一個原因。

三、注意引起你食慾的因素

是什麼引發你的食慾？是你看到的食物、廣告、氣味，還是情境？烘焙食物的香味是否會立刻激發你的食慾？還是你是一個視覺型的人，看起來美味的食物就會使你有想吃的欲望？

有一些觸發食慾的因素是能夠避免的，有一些則不能。但瞭解感官的誘發因素，可以幫助你預測哪種因素會觸發你的食慾，這樣你就可以做好充分的準備啦！

四、正念飲食

如果有些食物能激發你的食慾，那就用心地吃吧！盡情享受每一口食物。

坐下來，停下手邊正在進行的事情，慢慢地吃，盡可能從進食中獲得最大的樂趣。

五、重視快樂的好處

海蒂．科博（Hedy Kober）是耶魯大學精神病學和心理學方面研究的副教授。她曾在《美國國家科學院院刊》上發表一項研究。

在該研究中，她的團隊進行了數項實驗，以衡量簡單的認知訓練方法對飲食習慣的影響。其中一項實驗要求人們閱讀有關健康食物的資料，並接受十五分鐘的認知訓練，訓練內容是如何應對內心的渴望，方式是藉由想像如果吃到營養健康的食物，自己的感覺會有多好。有趣的是，專注於「從現在開始就吃得好」的益處，就能立即有助於你更加用心地選擇食物。

你也可以做同樣的事：藉由思考正念飲食帶來的好處，進而改變飲食方式。在決定吃什麼之前，先花點時間回顧一下正念飲食的三個好處。

- 對大腦的直接好處：比如沒那麼容易分心，或是更能掌握你的選擇。
- 對情緒的好處：比如不會後悔，或感覺更有掌控力。
- 對身體的好處，比如不會覺得腹脹或是吃得太撐。

結語

你玩過傳話遊戲嗎？所有人圍成一個圓圈，一個人小聲地把故事說給另一個人聽，然後這個人接著再傳給下一個人，以此類推……最後一個人會複述整個故事。通常，最終版與原始版的故事相比，會是個不怎麼像、而且有點搞笑的故事。在傳遞過程中，訊息可能會遺失，被隨便解讀、扭曲、捏造，甚至直接被忽略。

這和我們自己的飢餓故事是類似的。在飢餓信號的傳遞過程中，你聽到的飢餓資訊與你想吃或需要吃的資訊，會把你弄得有點暈頭轉向。此外，不管你是在傾聽另一半說話還是在接收身體的信號，「聽見」和「聽」都是兩種完全不同的行為。

有時候，你可能會覺得自己需要一副耳塞，因為飢餓對你喊叫得太大聲了；有時候，你可能會覺得自己需要一個飢餓助聽器，以便讓你能從身體傳來模糊不清的低語中，聽清楚關於飢餓的訊息。

本章談論的方法如下面清單所列，可以幫助你成為一名傾聽專家，這樣你就可以傾聽自己所需，知道該做些什麼讓餓怒變開心。

☐ 在描述自己的飲食方式時，我會用心留意自己使用的語言和用詞。
☐ 我知道情緒障礙會妨礙正念飲食。
☐ 我不會因為覺得飢餓或可能覺得飢餓而焦慮。
☐ 我會傾聽身體的渴望和需求。
☐ 我會提前預計何時會覺得餓。
☐ 我會注意哪些食物能讓我填飽肚子，哪些不能。
☐ 我知道因食物看起來好吃而覺得餓和真正飢餓之間的區別。
☐ 我能以用心的方式回應渴望，而非無意識地對其做出反應。

第四章

壓力越大，要吃得越健康

寫這一章對我來說很有挑戰性。為什麼呢？因為我曾反覆在自己的書和文章中一再強調，我不會告訴別人該吃何種食物，現在我也仍不會這樣做。

整體而言，我的理念不是該吃這種或那種食物，而是關於「正念飲食」。在我的實踐中，我不會告訴別人該吃什麼食物，因為我不想給人「你必須多吃蘑菇來獲取更多維生素D」之類的建議。

但近年來，我對正念飲食的定義不斷演變與擴展。這不只是關於覺察自己的飲食習慣，進而避免在看電視時無意識地吃掉一整盒餅乾，它還涉及到要留意某些食物對身體、情緒以及餓怒程度有何影響。當你真正仔細觀察身體對某種特定食物的反應時，你就能更好地掌控餓怒。

例如，我有位名叫妮可的諮詢者就非常留意自己吃多少起司。她喜歡各式各樣的起司，藍紋、切達、帕芙洛尼起司等。只要是說得出名字的起司她都喜歡。雖然她對乳製品和乳糖不會過敏，但吃太多這種食物也會讓胃感覺不舒服。

她說，她會非常注意披薩上撒了多少起司、三明治裡夾了幾片起司，以及自己吃了幾塊起司當零食。她說自己非常享受吃到嘴裡的每一口起司，但或許是其中鈉或飽和脂肪，讓她吃太多時會感覺疲倦和便祕。真討厭啊！沒有人會希望因為食物而有這種感覺！

值得慶幸的是，妮可十分瞭解自己對某些食物的反應，她可以利用這些知識來確保令人愉悅的食物不會帶來痛苦。

在本章中，你需要做兩件事。首先，你將學會瞭解食物和營養素如何讓你的情緒變好，又或加速你的餓怒程度；其次，你需要做項實驗，這包括密切觀察吃完食物後會發生什麼事，不管是本章提到的特定食物還是其他食物，並留意進食後飢餓程度的變化。某種食物能使你維持多久不覺得餓？吃完後你有多滿足？最重要的是，這種食物會使你感到快樂嗎？

大約六年前，醫生告訴我，我體內的鐵元素含量很低。對此，我並沒有特別驚訝，因為之前我就有貧血。但令我感到驚訝的是，我本以為自己情況還好。

我之前已經吃了很多富含鐵的食物，但在開始吃更多此類食物（如綠葉蔬菜和肉類）時，神奇的事發生了。這感覺就像輕觸了一下開關，我體內的能量幾乎在一夜之間飆升。在此之前，我甚至沒意識到自己有多疲倦。當我體內缺乏鐵元素時，一切似乎都要花費更多時間才能完成。但我曾將其歸咎於日程表越來越滿和孩子還小需要照顧，「誰不會累呢？」我這樣告訴自己。

當我們感到精神不濟時，通常會選擇喝咖啡或吃含糖食物來提神。但如果體內的鐵元素含量不足，這兩種食物都不會有任何幫助。你所需的其他營養素也是如此。

所以從現在開始，你要密切注意你的身體、飢餓和心情對某些食物的反應。哪些食物會讓你暴躁不安？又有哪些食物會讓你身心愉悅？

方法 25

紓壓飲食能幫你減緩壓力

「我是一名改過自新的情緒性進食者。在經歷糟糕的一天後，我不會再看到什麼就吃什麼，這真是一項了不起的成就。壓力對我來說是家常便飯，每當面對壓力，我就會在飲食上思考再三。這種壓力對我來說並不好，身體也要付出代價。我之所以知道這一點，是因為每當我度過極其糟糕的一天，或要進行一場大型演講時，差不多兩天後我就會生病，因為我的身體承受不了這些壓力。所以我會吃很多橘子、莓果和堅果來幫助我度過難關，這就像搭建防護牆來抵禦壓力風暴一樣。」

當我感覺有壓力時，我……

- 會想吃一些療癒食物，比如起司通心粉、薯條或巧克力。

- 不太在乎吃什麼。
- 完全沒有胃口。
- 會吃既有營養又能減壓的食物。

每天我都會幫助我的諮詢者停止情緒性進食。我們致力打破「感覺有壓力—想馬上吃療癒食物—感覺好多了」的複雜循環。我們經常借助食物來緩解不適和不愉快的感受，甚至在這些情緒消失之後才意識到這點，但為時已晚！其他時候，我們也都苦惱地意識到自己在情緒性進食，於是拚命掙扎，卻又無法改掉這個壞習慣。

為了打破這種惡性循環，我教諮詢者和讀者如何辨識他們是否真的感到飢餓。如果不餓，那就選擇吃一些天然健康的食物幫助自己冷靜、放鬆下來。

另外，我總是給大家一個重要的警告。我提醒他們在感覺有壓力時還是得吃東西，而且還要確保吃的食物是對身體有益的。療癒食物只會讓人在短時間內感覺良好。而且說實話，有時我們只想吃烤乳酪和炸薯條，這也沒有問題。但吃有助於減輕壓力的食物可以避免情緒低落，有時甚至還可以改善情緒。

基本上，壓力對身體來說就像個破壞源，會引起發炎症狀，改變荷爾蒙，讓你變得更加暴躁易怒。因此，請嘗試從源頭逆轉這種影響。吃一些能夠增強免疫力的食物，有助於預防或修復壓力帶來的損害。食物有助於增強對刺激的耐受性，將壓力造成的損害降至最低。這真是太神奇了。

我的諮詢者洛麗從事臨終關懷工作，如果某一週的工作壓力很大，她就會確保自己的飲食中有兩種食物。首先，她會持續吃更多富含Omega-3的魚。她的這項選擇獲得了美國俄亥俄州立大學一項研究的支持，該研究觀察一組研究生在考試前後（這是他們生活中壓力非常大的時候）攝取Omega-3對壓力的影響。研究人員發現，攝取富含Omega-3食物的學生與沒有食用該食物的學生相比，焦慮程度減少了百分之二十。事實上，正是他們所吃的食物減輕了壓力。

在倍感壓力的那週，洛麗會吃的第二種食物是莓果，尤其是藍莓。她吃這些是因為她在壓力過大時會不自覺地皺起眉頭，她注意到這會讓她臉上出現深深的皺紋。

我們討論了最近的一項研究，發現前額皺紋、壓力和死於心血管疾病的高風險之間存在明顯的關聯性。該研究發現，如果醫護人員懷疑病人有心臟問題時，就可以先利用深刻的前額皺紋作為快速且簡易的篩查。研究人員假設這些皺紋是由多種因素造成的，包括壓力、高膽固醇和高血壓。而藍莓富含抗氧化劑，有助於預防氧化壓力，避免造成體內細胞損傷，而且讓人長皺紋！所以洛麗吃藍莓，是在幫助身體修復由壓力造成的細胞損傷。

在利用食物進行壓力管理方面，我最喜歡的是橘子。研究證實，吸入橘子的香氣九十秒，就會在大腦右前額葉皮層產生顯著的反應，增強舒適和放鬆的感覺。香甜的橘子味可以緩解焦慮症狀，改善情緒，更不用說橘子還富含維生素C，有助於增強免疫力，在我們壓力過大時能有所幫助。

在白天時，我會抽出一段時間關上辦公室的門，進行「正念的休息時間」。我會坐在辦公室的椅子上，手裡拿著橘子，用心剝每一瓣橘子，一次一個，呼吸著香甜的橘子味。我也很喜歡切好的奇異果和芒果，它們也含有維生素C，具有同樣的功效。

許多人都不會借助食物的力量來應對壓力，因為他們覺得有壓力時不該進食。但當我們感覺壓力過大，不知所措時，吃東西的確是最好的選擇。

Hangry to Happy
讓餓怒變開心

一、壓力自我檢測

誠實面對自己，目前你的壓力程度如何？是非常高，快要爆表了嗎？你是否每天都會對自己或別人說「我壓力太大了」？或者，生活仍在你的掌控之中，只不過有些煩惱而已？

每個人都會有些壓力，這是可以預料到的。但如果你的回答是「壓力真的很大」，那麼留意自己吃什麼將有助於防止餓怒，減緩壓力症狀。

二、減壓好食物

在壓力大的日子，一定要為自己準備減壓食物。用正念享用零食有助於身體免受渴望和情緒性進食的侵擾。許多食物都能減輕壓力引起的發炎症狀，幫助你應對可能轉變成餓怒的壓力。以下舉幾個例子說明。

- **富含抗氧化物的食物**。這類食物都很美味，包括藍莓（是所有莓果中抗氧化劑含量最高的）、蔓越莓、草莓、覆盆子、菠菜、羽衣甘藍、柑橘、豆類、胡桃（山核桃）和香菜。
- **富含維生素E的食物**。葵花籽、杏仁、榛果、芒果、酪梨、南瓜、菠菜、奇異果、花椰菜和番茄都富含維生素E。維生素E具有很強的抗發炎作用，有助於增強免疫功能，可保護細胞免受自由基的破壞。
- **富含Omega-3的食物**。大西洋鯖魚、鮭魚、核桃、奇亞籽、鯡魚、亞麻籽、鮪魚和蛋黃都含有大量的Omega-3，有助於減輕由壓力引起的發炎。
- **酪梨也是Omega-3的重要來源之一**。為了從中獲得營養元素，可以將酪梨搗碎後塗在全麥吐司上，這是一種簡單又能填飽肚子的減壓食物，即使是小孩子也可以製作並享用。
- **南瓜子**。南瓜子富含鋅、鎂和Omega-6，是我非常喜歡的富含礦物質的食物之一。如果你想增加風味，可以吃撒有海鹽或香料的南瓜子。
- **茶**。臨床證明，肉桂茶可調節血糖，使人更容易遠離餓怒。洋甘菊茶有助於減輕焦慮，促進安眠。綠茶能平復處於壓力下的身心狀態。紅茶也有好處：一項針對七十五位男性的研究發現，連續六週飲用紅茶，在面對壓力較大的工作時，皮質醇程度會比喝含咖啡因飲料的人更低。

- **黑巧克力**。許多研究都證明，吃黑巧克力有助於減少身體處於壓力下產生的皮質醇。沒錯，我是說每天吃約二十八克的黑巧克力有助於減輕壓力！
- **大骨湯**。大骨湯富含胺基酸，是補充體力的好幫手。它可以增加膠原蛋白的儲備量，以補充在壓力下消耗的膠原蛋白。此外，大骨湯和雞湯也都有消炎的功效。

方法 26

早餐很重要，一定要吃

「早上起床前，我會不斷重複按鬧鐘的貪睡按鈕，在上課前賴床，以至於到學校的時間總是很趕。雖然我喜歡吃早餐，但我經常沒時間吃。然後到了上午十點，我就會很餓，很想吃東西。」

迎接新的一天來臨時，我會……

- 醒來的時候並不餓。
- 不吃早餐，喝咖啡就夠了。
- 經常會忘記或沒時間吃早餐。
- 當然會吃早餐！你開玩笑吧？我需要吃早餐！不吃早餐我根本無法發揮最佳狀態！

你知道自己「應該」吃早餐。你很清楚「早餐是一天中最重要的一餐」這句話的涵義，這是毋庸置疑的。

但糟糕的是，你才剛起床，只剩下十分鐘趕去參加會議，那麼即使早餐再重要也沒用。或者你真的不餓，因為你追劇到凌晨三點，這中間一直無意識地吃著零食。又或是你根本就沒有吃早餐的習慣。

然而老生常談還是有些道理的。不吃早餐的確對人體有害，常會嚴重影響情緒。因為不吃早餐，血糖就會下降，讓你面臨能量不足和餓怒發作的風險。

在一些情況下，不吃早餐引起的後果甚至會極為嚴重。我的諮詢者中有糖尿病患者，他們已經親身體驗不能不吃早餐，否則血糖會明顯偏低，也就是所謂的低血糖症，這會導致他們焦慮、疲倦和站不穩。

而且，吃早餐有各種好處。從吃早餐那刻起，好事就開始發生了。一項發表在《人類神經科學前沿》雜誌上的研究證實，吃早餐有助於恢復肝醣存量，並使胰島素維持穩定。

早餐帶來的積極影響會維持一整天。一項研究顯示，每天吃早餐的女性的進食量，要比那些不吃早餐的女性來得少。換句話說，她們一天中不會暴飲暴食，因為從一開始就吃得飽。

吃早餐最引人注目的理由是能讓你更加享受生活。一項針對現代舞者的研究，觀察了其中一些舞者在上課前能吃能量棒，而另一些舞者在上課前只能喝水不准進食的情況。研究發現，吃能量棒的舞者血糖值要比禁食的舞者高，這點很重要，因為血糖降低與餓怒直接相關。為避免餓怒發生，我們要維持血糖穩定。研究人員還發現，在課堂上，吃能量棒的舞者要比只能喝水的舞者更快樂。換句話說，吃早餐的舞者能更享受正在做的事情，可能是因為他們能量更充沛，也更能集中精神。

你可能不須在舞蹈室裡跳舞，但你在生活中也像是在跳舞。有時，生活節奏很快，你覺得自己東忙西忙，一刻不得停歇。但不論步調如何匆忙，如果你吃過早餐，你就能從中獲得更多樂趣，也更能專注於當下。

請記住，早餐不一定非得是傳統的培根、雞蛋或一碗麥片。我去歐洲旅行時，體會到早餐對每個人來說都不一樣。早上，歐洲人經常會吃美國人午餐時吃的食物，比如各種切片肉和起司。這類蛋白質對一天的開始非常有益。而在日本，人們通常以一碗米飯開啟一天的生活。

我告訴諮詢者，不要認為早餐「應該」是什麼樣子，而是應該思考自己需要哪種早餐。早餐喜歡吃什麼？什麼時候吃？也許剛起床就吃早餐對你並不太合適，或許稍後在你開始一天的工作前，在辦公桌前花個幾分鐘吃早餐會更好。

不論你選擇吃哪種早餐，何時何地吃，都要留意吃早餐的習慣，因為它可能是控制餓怒的一個重要因素。早餐不僅會對身體產生深遠的影響，還會影響你接下來一整天的情緒和工作表現。

Hangry to Happy 讓餓怒變開心

一、用心對待早餐

一定要留心吃早餐和不吃早餐時身體的反應。在這兩種狀態下，你在早上會有什麼感覺？你一整天的感覺又是如何？

二、你對「早餐」的定義是什麼？

對你來說，早餐意味著什麼？早餐是什麼樣子的？什麼時間吃？在哪裡吃？請為早餐設定一個具體的目標，比如：「在早上十點我離開家之前，我要先坐在餐桌前吃早餐。」

三、妨礙你吃早餐的原因是什麼？

首先要評估一下是什麼妨礙你吃早餐。為何你早餐時間會沒胃口，這是更需要解決的大問題。

如果你不喜歡吃早餐，那得換個角度想。早餐不一定非得吃燕麥片，你比較想吃什麼呢？甚至也可以是昨晚少許的剩飯剩菜，或是一碗湯。只要是能提供你能量的食物都可以。

如果你早餐時間還不餓，有可能是因為你昨天很晚時吃了東西，也可能是身體醒來的速度較慢。身體可以根據睡眠和飲食情況自行設定內部的生理時鐘，如果你起床時感覺不餓，那就先喝杯溫水或茶，這樣能幫助身體喚醒消化系統。起床後吃的第一口食物會給身體發送信號，就像打開了燈，告訴新陳代謝系統要開始工作了，這樣會喚醒身體的所有系統。如果你熬夜太晚，或許這才是真正需要解決的問題。另一個問題則可能是前一天吃得太晚。

如果你沒時間吃早餐，可攜式食物會很有用。在袋子裡放根香蕉，能在辦公室飲用的優酪乳，或者任何你覺得美味、方便攜帶的食物，比如一顆水煮蛋、一袋格蘭諾拉麥片、幾片包著起司的罐頭火腿、一根蛋白質棒，或者塗抹花生醬和放入蘋果塊的早餐玉米餅。

還有，餅乾！我喜歡做我所謂的早餐餅乾，材料主要是燕麥，我會隨心所欲加入我想要的食材，比如堅果和蔓越莓。我會把餅乾放在一個容器裡，方便家人食用，也可以外帶食用。每個人絕對都有吃塊餅乾的空檔！

方法 27

零食也能健康吃

「『我站在打開的冰箱門前尋找答案。』這是我在社交媒體上看到的一句話，它確實引起了我的共鳴。因為我也常這樣做，尤其是在晚上。我發現晚上我會一點一點地吃零食，但實際上，我只需要去睡覺。」

晚飯後，我……

- 總是會吃零食。
- 偶爾會想吃點零食。
- 會盡量不再吃東西。
- 通常不會太晚時還吃東西。

人們晚上吃零食的原因各不相同。有時他們是真的餓了。我有個諮詢者，她先生已經退休。每天她五點下班後，一進門，丈夫就已經做好晚餐等著她吃晚飯。飯後，他們會去高中學校的操場散步。到了晚上九點，她就會非常餓，想吃點東西。對她來說，重要的是要找到一種能填飽肚子的零食，既能滿足飢餓感，又不含太多糖或咖啡因，否則會刺激身體，使她難以入眠。

對其他諮詢者而言，晚上吃零食則是一種習慣。比如奧布里，她和老公艾瑞克喜歡晚上一起看電視。工作一整天後，他們都很疲憊了，這是他們唯一能一起共度的時光。差不多八點左右，艾瑞克會到廚房用盤子裝點零食，端出來兩人一起吃。通常，她其實什麼都不想吃，但這是艾瑞克甜蜜而體貼的舉動，所以她多少還是會吃一些。這樣的日常習慣讓她經常帶著飽腹性悔恨入睡，她不知道該怎樣才能讓兩人都改掉這個壞習慣。

最感到焦慮的諮詢者，可能是一到深夜就嘴饞想吃東西的那些人。他們經常熬夜，因為無法入睡或無法一覺到天明。關燈後，他們的大腦就運轉起來，開始擔心各式各樣的事情。當我們深入研究他們晚上的飲食習慣時，發現他們通常都能意識到自己是嘗試借助食物入睡，讓大腦平靜下來。對他們而言，吃東西有助於消除或緩解焦慮。有時，他們會一直吃，直到陷入「食物昏迷」的狀態，胃撐到讓他們只有飽脹的感覺。

Hangry to Happy 讓餓怒變開心

一、別撐了，馬上就去睡

信不信由你，大多數人在晚上吃東西其實並不是真的餓，他們只是太累了，事實上是筋疲力盡。所以，在你晚上吃東西前，先問問自己：「我只是累了嗎？」我知道這聽起來很簡單，但如果你的答案是肯定的，那就試著去睡覺吧。

我有許多諮詢者真的藉由上床睡覺而改掉了晚上還吃不停的壞習慣。他們的大腦通常會抗拒睡眠：「我應該熬夜洗衣服、付帳單、看書……」但當他們承認自己的身體其實已經到極限了，該結束一天的工作，他們就會選擇上床睡覺，而不是吃東西了。從長遠來看，這樣做會使他們非常開心。

如果疲倦程度分為一級（完全清醒）到十級（睏到幾乎睜不開眼睛），問問自己處於第幾級？倘若你的狀態已達到五級以上，就該考慮去睡覺了。

二、吃助眠零食

如果你在睡前真的餓了，可以吃一些被證實有助於快速入睡的零食。

在一項研究中，受試者因為吃了健康零食，平均只用了十七分鐘就入睡了。和他們自己選擇的食物相比，這些零食的飽和脂肪酸含量較低，蛋白質含量較高。相較之下，選擇吃不那麼健康的食物和飲料的受試者，平均需要二十九分鐘才能入睡。

這類食物都含有助於睡眠的化合物，包括色胺酸，這是一種能讓人感覺良好的神經傳導物質，有助於製造血清素。另外還有褪黑激素、鎂和鈣，這些都被認為具有鎮靜作用，能幫助人們入眠。

- **酸櫻桃：**在兩項研究中，患有失眠的成年人持續兩週每天喝兩次兩百三十七毫升的酸櫻桃汁，與不喝酸櫻桃汁的人相比，他們每天晚上會多睡一個半小時，睡眠品質也更好。
- **奇異果：**在一項為期四週的研究中，二十四名成年人每晚睡前一小時吃兩顆奇異果。研究結束時，受試者的入睡速度比睡前不吃任何東西提高了百分之四十二。此外，他們不會夜醒，能睡整晚的能力提高了百分之五，總睡眠時間則增加了百分之十三。

- **燕麥：**全穀類燕麥主要是碳水化合物，可以讓你產生睡意。此外，燕麥還含有能緩解壓力的維生素B_6和另一種天然助眠劑——褪黑激素。試著在晚上睡前吃一小碗吧！
- **含色胺酸的食物：**色胺酸（也稱為L-色胺酸）是一種必需胺基酸。它就像天然的情緒調節器，可以幫助你入睡。如果你深受睡眠問題的困擾，請嘗試富含色胺酸的食物，如香蕉、葵花子、開心果、腰果、杏仁、豆腐、起司、紅肉、雞肉、火雞肉、魚、燕麥、豆類、扁豆、馬鈴薯、雞蛋等。

以上只是一些例子，不妨試著找出能幫助你快速入眠的食物吧。

方法 28

多吃健康食物

「吃更健康的食物時，我會感覺心情好很多。這並不是像我想突然唱歌那樣充滿戲劇性的變化。但我非常明顯感覺到不再懷有吃太多的悔恨感，我討厭那種感覺。但是一根成熟得恰到好處的香蕉，抹上杏仁醬，就是一種很棒的零食。我覺得自己做了一個很好的選擇，甚至可以說這種感覺真的很酷。」

就健康食物而言，我……

- 不喜歡健康食物，也不喜歡它們的味道。
- 偶爾會吃健康食物。
- 會吃各式各樣的食物，有些健康，有些不健康。
- 如果有很多健康食物，會讓我很開心。

想想最近有吃過哪種食物讓你不太開心。或許不是因為食物本身，而是它讓你產生的感覺。你吃之後覺得後悔嗎？還是感覺吃得太飽、太脹？你是不是馬上又餓了，還是吃進太多的糖而覺得不舒服？

大多數人都非常清楚哪些食物會讓自己不開心。我的諮詢者就常說，他們如果不注意吃的食物，就會讓他們感覺很不好，像是吃了太多油膩、脂肪或太甜的食物，「我喜歡吃烤肉，但總是吃太多，這使我感覺很糟糕。」一位諮詢者告訴我說。這種現象其實並不只發生在他身上，我的許多諮詢者都很關注盲目吃哪些食物會讓自己感覺有多糟。

現在反過來問：你最近吃過什麼讓你覺得愉悅的食物？就我個人而言，我比較喜歡芒果，但我不會每次去店裡購物時都買芒果，因為它們很貴，而且也不一定是當季水果。但我會買含有芒果的食物，比如芒果冰沙、芒果風味茶，我總是迫不及待地享用。對我來說，芒果滿足了我所有的感官享受。我也知道它們富含維生素C，當我意識到自己在做對身體有益的事情時，我感覺很好。無論是甜美的味道還是醉人的香氣，完美熟透的芒果就是我的最愛。

我去雜貨店時，孩子們會要我買一些「開心水果」。我知道他們說的是哪種水果，就是奇異果的箱子上貼著一個「奇異果笑臉」的標籤。但孩子們給奇異果取這個綽號，不是因為它有這種讓人看起來覺得快樂的小吉祥物，而是因為我告訴過他們一項發表在《營養科學雜誌》上關於奇異果的有趣研究。在該研究中，研究人員招募了一百三十九位十八到三十五歲的男性，研究食用奇異果對情緒的影響。在對他們進行一系列的情緒測試後，研究人員發現，維生素C含量與憂鬱、困惑和憤怒的程度呈反比。換句話說，吃越多奇異果的人，情緒問題越少。

在同一位作者之前的一項研究中，只要每天給年輕男性兩顆奇異果，就能提振他們的心情。每天吃奇異果的人會發現自己疲勞感減少，精力增加，憂鬱症狀也有所改善，這些都強烈證明了食物對情緒能產生很大的影響。

餓怒管理計畫中，我讓諮詢者把注意力從哪些食物使他們感覺不好，轉移到注意一些會讓他們感覺良好的食物，以及食物如何對情緒產生積極的影響。通常，他們一開始會認為健康食物對自己的影響並不大：「我吃蘋果的時候沒有任何感覺。」但當他們開始注意後，他們會將這種毫無感覺的狀態視為積極的體驗。

這有點像你扭傷了腳踝。你通常不會意識到走路時腳不會痛是件多麼美妙的事。但如果你受了重傷，沒有疼痛就是一種快樂。當我的諮詢者開始關注食物如何讓身體感到放鬆、滿足和愉悅時，也是一樣的情況。他們開始專注於那些經常被負面情緒所掩蓋的積極因素。

《心理學前沿》雜誌上的一項研究，探討了哪些特定的食物能讓人們更快樂。他們觀察了天然蔬果和加工過的蔬果對美國與紐西蘭年輕人的影響，包括憂鬱症狀、焦慮、消極情緒、積極情緒、生活滿意度和幸福感等方面。吃水果和蔬菜對我們的情緒會有幫助嗎？根據這項研究和許多諮詢者的第一手報告可知：確實如此！

Hangry to Happy

讓餓怒變開心

想用健康食物來改善情緒嗎？我的「讓餓怒變開心十天挑戰計畫」包括了十大生鮮食物（排名不分先後）。研究證實，這些食物對心理健康有最好的效果。而且，這些食物不需烹調，直接食用就可以了。

關於如何把這些生鮮食物變成美味零食，我提供了一些建議，但你可以選擇任何對你有用的方法。

讓餓怒變開心十天挑戰計畫

每天早上先為自己的心情打分數（從一到十分），然後每天吃一種以下列出的食物，在一天結束時再給心情打一次分數。

- **胡蘿蔔：**用胡蘿蔔沾調味料或鷹嘴豆泥，也可以塗上杏仁醬或花生醬，然後撒上肉桂粉。把小胡蘿蔔放在瓷盤中間，排成花朵狀。另外還可烤成胡蘿蔔薯條或薯片。
- **香蕉：**塗上榛果可可醬或花生醬，或撒上燕麥片，或與酪梨一起搗碎。與其他水果一起打成冰沙。冷成香蕉凍。夾在餅乾中間。做成能量球（energy balls）或鬆餅。
- **蘋果：**撒上肉桂粉或麥片。塗上堅果醬或奶油乳酪。對切後做成三明治。做成蘋果醬或蘋果泥。烤成蘋果片。切丁後放在優格、起司、冰淇淋或吐司上。夾在切達起司或瑞士起司中。淋上焦糖、蜂蜜或黑巧克力。

- **綠色蔬菜（如菠菜、羽衣甘藍或瑞士甜菜）：**做一碗蔬菜沙拉，或放入湯裡，或在三明治上鋪上一層，也可以用來裝飾餐盤。與雞蛋等一起當成早餐食用。放到捲餅裡。當成披薩的配料。加入義大利麵中。放進墨西哥捲餅或烤馬鈴薯。用來包裹食物。烤成薄片。
- **葡萄柚：**在葡萄柚上撒上糖（白糖或紅糖）或鹽。烤著吃，或放入冰沙和飲料中。裝飾蔬菜沙拉。加入香草、蜂蜜和優酪乳。做成葡萄柚莎莎醬。喝葡萄柚汁。放在冰淇淋上面。
- **生菜：**代替麵包包裹其他食材。剁碎後放入湯中。烤著吃。像餅乾一樣蓋在食物上。用來做春捲、捲餅或墨西哥捲餅的餡料。
- **其他柑橘類水果（如柳丁、橘子、檸檬、石榴等）**。泡水喝。撒在沙拉裡。和肉一起烤。放在乳酪蛋糕之類的甜點上。
- **新鮮漿果：**加到隔夜的麥片中。放進沙拉裡。搭配霜淇淋一起作為甜點。混入冰沙中。做成莎莎醬。冷凍後加入飲用水中。放入鬆餅裡。冷凍成冰塊。做成果醬。

- **黃瓜：**做成沙拉或塔布勒（tabouli，一種中東簡易料理）。放進義大利麵。塞到皮塔餅裡。像莎莎醬或鷹嘴豆泥一樣放在脆餅上。切塊做成沙拉。和水果串在一起。淋上起司醬。
- **奇異果：**混入冰沙中，或加到沙拉裡。用作裝飾物。放在吐司或餅乾的夾層裡。切碎做成冰淇淋百匯的材料。用於莎莎醬。撒上肉桂或肉豆蔻。

方法 29

選對食物能提升專注力

「朋友們都叫我『零食女王』，不管去哪，我都會隨身帶著零食。我從不會不帶零食出門，因為我很容易心煩意亂。如果太餓了，我會陷入一團糟，甚至找不到回家的路。我曾嘗試戒掉零食很長一段時間，但完全行不通。現在，我包包裡隨時都裝著零食，餓的時候就拿出一袋開心果，吃點就會覺得好多了。如果不這樣，我會完全依賴自動販賣機，找到什麼就吃什麼，好讓頭腦保持清醒。

如果覺得餓了，我……

- 常常會分心，無法清晰地思考。
- 會一直想著食物，無法專心於我正在做的事情上。
- 注意力不如吃飽時集中。

• 絲毫不會分心。

餓怒不僅容易讓人易怒，對許多人來說，它最大的影響是降低人們清晰思考的能力。

諮詢者經常會在特別沮喪的情況下，走進診間說道：「我什麼事也做不成，我打算放棄了，除非我能吃點什麼，不然我就無法有效率地繼續工作，一直在原地打轉，這樣根本毫無意義。」

在生活中，我的注意力也會因食物而產生變化。每天我都要連續坐上八個小時，專心聽別人說話。我必須集中精力，不能有一刻分心，否則我可能會錯過重要的細節，因此我必須自備零食。我每天晚上都會整理包包，裡面放手機充電器、鑰匙、待辦事項清單，還有最重要的——零食。

沒有什麼比需要完成任務卻無法如願更令人沮喪了。有時，唯一妨礙我們高效工作的因素，就是沒有好好吃點東西或零食。

你是否曾希望有一種神奇的藥丸，能讓你吃下去就變聰明，在工作中表現更好？這種藥丸可能就是放在你桌上的那顆蘋果。

在一項研究中，研究人員讓身體健康的參與者吃一塊相當於四十八公克的黑巧克力（可可純度達百分之七十，含有機蔗糖）的巧克力棒，然後在進食三十分鐘和六十分鐘後，對大腦進行腦波檢查。其中，γ波（gamma）在大腦皮層的多個區域都有所增強，且主要與認知和記憶相關。這種變化在三十分鐘後最明顯，六十分鐘後會恢復正常。換句話說，吃黑巧克力有助於人們的記憶力和決策能力。

另一項研究發現，考試前吃香蕉的學生會比沒吃香蕉的人表現更好，或許是因為香蕉含有鉀，該元素是讓大腦、神經、心臟維持良好狀態的重要礦物質。一項發表在《農業和食品化學雜誌》的報告顯示，連續兩個月每天喝藍莓汁，可以提高人們在學習能力和記憶力測試中的表現。但其實也不一定非喝藍莓汁不可，例如，一項針對學童的研究證實，吃一杯半的新鮮藍莓對認知功能也有很大的幫助，包括在測試中能提升反應力，以及改善短期記憶力。

總之，結論是：當我們有意識地吃零食和食物時，我們會更專注，在工作和生活中也會表現得更出色。

Hangry to Happy 讓餓怒變開心

一、提升專注力

餓怒就是當你需要集中注意力，但你吃的食物不夠支持大腦需求時所出現的情況。請快速評估一下你今天需要多少精力和注意力。你是否需要全神貫注，關注每一個細節，因為你必須做手術、參加考試或是數錢？又或者今天是假日，你打算在電視機前放鬆一下，你不需要也不想關注任何事。

開始關注自己在一天中的注意力，觀察它是如何隨不同的任務、時間、對某項目的興趣、干擾程度，以及飢餓程度而發生變化。此刻你的注意力狀況如何呢？

二、注意力減退時，會養成吃零食的習慣

我去國外旅遊時，學得了一些關於吃零食的經驗。

在法國，我了解到「點心時間」（goûter）是指介於午餐和晚餐之間的用餐時刻。英國人會喝下午茶，西班牙、葡萄牙、義大利、斯洛維尼亞、克羅埃西亞、西班牙裔美

國人和菲律賓則有「便餐」（merienda），這也是在午餐和晚餐之間的下午小吃。在世界各地，吃零食都是一種傳統和習慣，是日常生活中被人們廣泛接受的一部分。

觀察自己的日常生活，規劃你專屬的吃零食習慣。你什麼時候最難集中注意力？是上午還是下午？許多人都是在下午三點左右能量最低。找出一天中你需要更多注意力的時間，然後擬定零食計畫，並為這段零食時間取個名字，比如「為專注力加油」。

三、有助於專注力的食物

談到集中注意力的問題時，有些食物會比其他食物更有幫助。下面就說明一些有助於提升專注力的自然食物，以及它們如何發揮功效。

- **巧克力：**吃些黑巧克力或喝杯可可吧！一項發表在《神經病學》雜誌上的研究指出，一個月每天喝兩杯可可的人，大腦血流量可以獲得改善，在記憶力測試中也會表現得更好。

  在另一項研究中，食用可可純度達百分之七十的四十八公克巧克力，大腦功能在約三十分鐘後就能獲得改善。

- **Omega-3：**Omega-3是一種健康脂肪酸，存在於魚類、大豆、核桃中，能增加大腦中血流的流動量，強化認知和思維能力。
- **漿果：**一項關於研究漿果（包括草莓、黑莓、藍莓和黑醋栗）的益處發現，它對大腦有很大的好處。特別是漿果可以促進腦細胞之間的交流與訊息傳遞，同時也是絕佳的「能量補充」零食。
- **富含維生素E的食物：**葵花子、杏仁、堅果、芒果、酪梨、南瓜、菠菜、奇異果、花椰菜和番茄也能幫助你更好地思考。維生素E具有抗氧化的特性，可保護細胞免受壓力，防止衰老。
- **甜菜和甜菜汁：**甜菜能增加大腦的血液流量，有助於提高注意力。在一項研究中，有四十名健康成年人在九十分鐘內服用了安慰劑或飲用四百五十毫升的甜菜根汁，然後接受了一系列測試。結果在簡單的減法練習和其他任務方面，他們的認知表現都有所改善。這些結論證實，即使是一小杯甜菜汁，也能幫助你更好地思考。

- **含有天然亞硝酸鹽的食物：**芹菜、高麗菜、菠菜和其他綠葉蔬菜中含有大量的亞硝酸鹽，這種物質可以擴張血管。研究人員最近發現，亞硝酸鹽還能增加大腦的血流量，提升大腦的功能。
- **富含維生素K的食物：**富含維生素K的食物包括羽衣甘藍、毛豆、泡菜、花椰菜、蘆筍、南瓜子、松子和藍莓，它們有助於提高視覺記憶和說話的流暢性。換句話說，維生素K能幫助我們輕鬆記住所看到的事物，表達也會更加清晰。
- **綠茶：**事實證明，綠茶對增強記憶力和注意力有很大的幫助。如果你需要提高專注力，可以嘗試喝點綠茶。

方法 30

吃能治「累」的能量食物

「到了下午三點，我就會睏到一旦把頭靠在鍵盤上，就能馬上睡著。我對自己說：『天啊，我必須醒過來，不然今天就毀了。』但中午過後我不能再喝咖啡，因為這樣晚上會睡不著。所以吃巧克力棒似乎是能幫我撐到五點的最佳選擇。」

當我覺得能量不足時，我……

- 會吃含糖的零食來提振精神。
- 看周遭有什麼吃的，就拿什麼補充能量。
- 有時會選擇健康食物補充能量。
- 多半會選擇能提升精力的零食。

我們生活在一個充滿「能量吸血鬼」的世界——從跟毒型人格的人共處到繁忙的工作，再到不停地接電話、回訊息，幾乎每個人在某些時候都會感到筋疲力盡。以我為例，大多數不涉及人際交流的工作就會完全消耗我的能量，比如文書工作、帳單、保險文件、整理文件等。

什麼事情最讓你感到精力耗竭呢？要確切知道是什麼拉低了你的能量，因為這時餓怒很可能會爆發。

那些因為各種原因而度過疲憊一天的人，往往會選擇我所謂的「能量耗竭飲食」。他們的想法基本上正確，知道自身能量不足時，有些食物的確可以補充能量。然而他們選擇的食物可能會改善他們的情緒，但也可能會使情況更糟糕，甚至導致餓怒。

在餓怒管理計畫中，我的一項工作就是幫助人們思考，他們要意識到自己正在吃什麼，還有這些食物有何影響。首先，我會詢問他們為什麼要吃零食。是為了獲取更多能量，還是為了想忘記疲倦，抑或是在極其枯燥無聊的一天中尋求一點樂趣？

在網路諮詢中，我所接觸的詢問者裡，經常關注食物與能量兩者間關係的人，多半是參加體育團隊活動的青少年，或是會花大量時間進行體育運動的成年人。柯麗就是個很典型的例子。她是一位四十五歲的媽媽，每週會去社團打兩次網球。她注意到，自己談論和選擇食物的方式都與很多其他媽媽大不相同。她告訴我：「我對於節食或把自己餓到瘦成排骨都不感興趣，我非常重視這個網球社團，網球聯賽是唯一能讓我收斂鋒芒、抑制競爭心態的地方。我常上網搜尋高蛋白以及能幫我把球打得更好的食物。而且我真的很喜歡贏的感覺！」

參加體育運動或體能活動的人都明白食物是真正的燃料。這通常是因為他們可以看到食物和個人表現之間有很直接的關係。當他們吃得更好時，就可以跑得更快，他們會得到實實在在的結果，而別人往往無法清楚感受到這種影響，這一點是很有說服力的。我不會以計時器來計算文書工作需要花費的時間，但我注意到，如果我吃得好，注意力集中，我就可以在看完病人後的一小時內整理好筆記，關掉電腦，然後出門。但如果沒有吃好，我就容易分心，得等到隔天才能繼續完成文書工作。

其實，很多食物都有助於保持活力和耐力。例如，最近一項研究證實，在騎行七千五百公尺前，吃一根香蕉與喝碳水化合物飲料，同樣都能提高耐力型運動員的表現。

在一項小實驗中，參與者在吃完黑巧克力（而不是牛奶巧克力）兩個小時後，敏感度和視覺敏銳度都有了明顯的改善。不僅如此，黑巧克力還有助於人們感覺更滿足。因此，我們是有機會讓餓怒轉化為開心的。

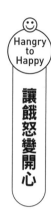

Hangry to Happy

讓餓怒變開心

一、注意自己的能量需求

為防止餓怒的發生，你首先要做的就是確定自己需要多少能量。若我們消耗的能量與透過進食攝取的能量不一致時，就會出現餓怒。當我們消耗的能量超過攝取的能量時，就會感到筋疲力盡，脾氣暴躁。因此，早上起床後你可以快速做一下評估：今天我需要多少能量？我會忙個不停嗎？還是打算在辦公桌前連續坐八個小時？高活動強度的日子需要更多燃料來使你保持愉快，你可以不需變得暴躁不安。

二、製作一份零食菜單

吃零食是防止餓怒的好方法。但我的諮詢者經常因沒有零食而讓餓怒乘虛而入。提前準備好零食會很有幫助，這樣當你感到飢餓時，就不用花時間去考慮了。

就像我們在點餐時會看菜單一樣，你也可以製作一份自己專屬的零食菜單，然後貼在辦公桌旁或冰箱上，也可以寫在黑板上。列出至少三種零食選項，包括鹹的、甜的和美味的不同選擇。當你需要的時候，根本不需要想太多，只要從事先準備好的菜單中選擇即可。記得一定要儲備這些零食和需要製作這些零食的食材。

三、吃能夠補充能量的食物

能補充能量的零食可以為身體提供燃料，這種燃料有很多種形式：塗有花生醬的蘋果片、撒有香料或乳酪的爆米花、乳酪串、香辣鷹嘴豆、杏仁、煮熟的雞蛋、能量棒、南瓜子、黑巧克力。

其中，蘋果富含抗氧化物，研究證明，抗氧化物可能會減緩碳水化合物的消化，所以能量會在較長的時間內釋放。香蕉也是很好的能量補充水果，是碳水化合物、鉀和維生素B_6的優質來源，這些成分都有助於提高身體能量。另外，優酪乳中的糖分也可為人體提供即時可用的能量。

請記住：以上這些都只是建議，每個人的情況都不一樣，所需補充的能量也各有不同。你需要找到能為你持續提供能量的食物。最重要的是，無論你在這一天將會面對什麼情況、遇到什麼挑戰，你的零食應該提供適當類型的燃料。

四、製作個人化的混搭零食

你可以將各種食物混搭，只要它們含有改善心情、緩解餓怒的多種營養物質。選擇任何有益健康的搭配組合，像是：巧克力或小塊優格，乾果類（例如香蕉、杏桃或櫻桃），蔓越莓、枸杞、南瓜籽、葵花籽、M&M巧克力、花生醬脆片、爆米花、堅果、椰子片、咖啡或濃縮咖啡豆、燕麥、麥片、穀類、芝麻棒。還可以透過在食物中加入卡疆調味粉（Cajun spices，美國紐奧良地區的特有香料）、海鹽或肉桂等調味料加重口味，然後將混合好的食物放入袋子裡，隨身攜帶，用來補充能量。

五、儲備餓怒應急零食包

這是我的諮詢者學到的絕佳方法之一，可以幫助他們避免隨手抓到什麼就吃什麼。把它想像成你在包包裡會放置的一些緊急物品，如OK繃或備用現金。請選擇在你食用時仍能保持新鮮的食物，並把它們放在你的袋子裡。

方法 31

飲食平衡，壞食物也能翻身

「每當壓力很大時，我就想吃些高度加工的碳水化合物，以及像貝果、甜麥片和餅乾這樣的療癒美食。但吃這些食物會讓我昏昏欲睡，所以我開始確保自己吃東西時能搭配得更平衡。比如說，如果吃一片麵包，就要在上面放片乳酪。以確保自己不會完全沉溺於療癒食物，有助於保持好心情。」

談到飲食，我……

- 發現自己渴望吃碳水化合物。
- 喜歡吃很多碳水化合物，但也會吃其他食物。
- 會吃不同種類的食物。
- 會刻意讓飲食種類多樣化。

我的諮詢者總是談到在倍感壓力或餓怒發作時，他們會極度渴望富含碳水化合物的療癒美食，比如甜甜圈、鬆餅、義大利麵、起司通心粉、蛋糕和餅乾。這是有道理的。因為碳水化合物有助於人們快速獲取多巴胺刺激並釋放血清素。（這是一種存在於大腦中，能讓人感覺良好的化學物質。）

如果在飲食上失去平衡，就會發生餓怒。如果只是過度攝取或渴望某一種類型的食物，不管是碳水化合物還是高脂肪速食，我們都應該仔細思考。事實上，現在就應該停下來想一想，任何一種飲食不平衡是如何影響你的餓怒程度。有沒有哪種食物你吃的明顯比其他食物來得多？

諮詢者會告訴我他們享受美食的快樂時光，比如，他們發現路邊的泰式小館有道美味的辣蝦開胃菜時，他們會非常開心。他們當然也會抱怨糟糕的時刻，比如他們獨自吃完一整個義大利辣香腸披薩時的內疚感。他們還會談到不同食物如何影響他們的飢餓程度。有些食物會讓他們好像無論吃多少都覺得不夠，還是餓，但有些食物會讓他們一整個下午都覺得心滿意足。

如果仔細觀察諮詢者吃了什麼會導致餓怒，我們通常會發現，他們最不滿意的是食物選擇的失衡。

桑迪是四十七歲的單身母親，在一所公立學校當老師。她負責管理一群精力旺盛的中學生，工作壓力很大。她必須整天站著教書，幾乎沒有私人時間，也很少有時間上洗手間，下課時也僅有幾分鐘可以吃點零食或午餐。

在開始著手進行餓怒管理計畫後，她注意到自己白天吃的食物都富含碳水化合物，比如椒鹽脆餅、餅乾和鬆餅。她告訴我：「我已經連續好幾天都只吃碳水化合物，把自己搞得『碳水化合物』昏迷了。」

對桑迪而言，在她吃光了家裡所有百吉餅的那一天，她逐漸明白食物如何影響自己的生活。她平常吃的百吉餅很大，這讓她覺得百吉餅能在忙碌的早晨維持她的飽腹感。在吃完百吉餅後，她就從冰箱裡拿出一些雞蛋，炒了之後，在上面灑些起司。儘管看起來不像大號百吉餅那麼有分量，但她發現自己一整天都不那麼餓了。

她開始注意不同種類的食物對心情的影響。所以，開始進行餓怒管理計畫後的某一天，桑迪決定要帶一袋杏仁去學校。

她說：「吃杏仁後，我注意到自己的餓怒程度有了很大的不同，學生也注意到了這種變化，因為下課時我不會煩躁，也不會對他們嚴厲訓斥。杏仁不可思議地解決了我的飢餓問題，而鬆餅卻絲毫不會起這種作用。」（這一點也不足為奇，因為研究證明杏仁會讓人有飽足感。）

對桑迪和我的其他許多諮詢者而言，祕訣在於要確保他們不會固守單一的碳水化合物飲食模式。為了解決這個問題，桑迪並沒有停止吃她喜歡的碳水化合物，相反地，她在一天中還會吃富含蛋白質的食物，比如雞蛋、杏仁和乳酪。

桑迪的飲食策略是有科學根據的，因為不斷有研究顯示，蛋白質與飽足感有關，而這正是她所需要的。

在一項研究中，研究者要求參與者在下午吃兩種不同的優酪乳零食，這兩組零食很相似，一組參與者吃的是高蛋白優酪乳，另一組是低蛋白優酪乳。結果，高蛋白優酪乳組的人比攝取低蛋白優酪乳的人更不容易餓，在下一餐也會吃得更少。

另一項研究發現，早餐用雞蛋代替百吉餅能增加飽足感，並在接下來的三十六小時內減少攝取的熱量。另外有一項研究發現，早餐吃富含蛋白質的雞蛋和瘦牛肉也能增加飽足感，幫助你一整天能更用心地選擇食物。

本文我談過碳水化合物失衡的問題，因為在壓力下，我的諮詢者最渴望吃的就是碳水化合物。他們同時也提到，在平衡碳水化合物與其他食物的情況下，他們的心情會變好，滿足感也會增加。但碳水化合物並不是唯一的罪魁禍首，任何一種食物都可能會讓你吃太多。

Hangry to Happy

讓餓怒變開心

一、飲食平衡檢查

花點時間想想你的食物選擇是否在任何方面出現不平衡的狀況。在緊張或飢餓時，有沒有只想吃某一種食物的傾向？例如特別想吃碳水化合物、糖、水果、速食？如果有這種傾向，過度依賴這些食物對你的心情有何影響？會讓你覺得疲倦、內疚、無聊，還是有其他感覺？

二、平衡飲食，面對餓怒挑戰

為了保持好的心情，每次吃東西時有意識地在種類上增加一些平衡。也許你可以在吃巧克力時也吃點水果，或在玉米餅裡包塊肉，在餅乾上放塊起司。如果你的零食主要是甜食，可以搭配一些鹹味的小點。添加口味對比的食物，有助於你滿足所有的營養需求，並保持好心情。如果你吃了速食，就搭配家中自製的食物來平衡。

如果你渴望吃碳水化合物，請記住，這是OK的！但你可以嘗試吃些富含蛋白質的食物以管理餓怒。如上所述，當人們在飲食中攝取足夠的蛋白質時，會有更強的飽足感，也會因此而心情更愉快。所以每餐都吃些蛋白質食物吧。以下是一些不錯的選擇：

• 雞肉 • 火雞肉 • 牛肉 • 魚肉 • 雞蛋 • 牛奶 • 奶酪 • 優酪乳 • 燕麥
• 大豆 • 鷹嘴豆 • 扁豆 • 花椰菜 • 菠菜 • 孢子甘藍 • 杏仁 • 花生

吃完蛋白質，按級別從1到10記錄自己的飢餓程度。然後記錄自己吃完蛋白質食物後會再次感到飢餓的時間：是三分鐘，三十分鐘，還是三小時？並問自己：「當食物選項更均衡時，我會感到餓怒還是開心？」

方法 32

多喝水，沒壞處

「我以前經常頭痛，感覺體力不濟，這讓我脾氣暴躁，容易餓怒。現在，有兩件事使我受益頗多。一是不論去哪裡，我都隨身攜帶水瓶；二是我會吃含有大量水分的食物——含水量百分之九十二的西瓜是我的最愛。」

說到喝水，我……

- 喝得不夠。
- 討厭喝水，因為喝水無聊又淡而無味。
- 如果吃飯時有人拿水給我，我就會喝些。
- 經常喝水，也會隨身攜帶水杯。

假設你在一家餐廳，服務員問：「您要來杯水嗎？」你會回答「好」還是「不用了，謝謝」呢？

如果你選擇要喝，你是真的想喝那杯水嗎？

在美國任何一家餐廳，這都是相當常見的情況。我們常常想當然耳地認為水是免費的，隨時可得的，而且美國餐廳在飯前都會提供水。但在其他國家卻非如此。

我有位諮詢者前一陣子去義大利西西里島旅行時，發現到這一點。在那裡，用餐時供應的水是需要付費的，世界上許多地方也是如此。在西西里島吃每一餐時，她都必須自己買水，還要決定是買「冷水」還是「熱水」。飲用水收費涉及許多因素，比如當地的水是否成本較高、過濾成本，或者僅僅是為了收取小費。

那一次旅行讓這位諮詢者改變了喝水的觀念。當她不得不在餐廳中為買水喝時，她突然意識到水在飲食中扮演的角色。她發現自己是渴望喝水的，意識到自己有多口渴，注意到不喝水會讓她感覺如何，以及用餐前如果能喝杯水會是多麼提神。

儘管美國餐廳經常在用餐時提供水，但只有少數人在家中也這樣做。好消息是，水是管理餓怒的最佳工具之一。

研究已多次證明了這一點。例如，伯明翰大學的研究人員發現，每次用餐前喝約四百八十c.c.或一大杯的水，有助於控制食慾。在此研究中，八十四名成年人受邀參與一項為期十二週的實驗，也都從中獲得了改善飲食和加強運動的建議。

隨後，他們被分為兩組。第一組被要求連續十二週在每天三餐前三十分鐘喝四百八十毫升的水。第二組為對照組，三餐前不能喝水，且想像自己已經吃飽，這是為了讓受試者在心理上誤認為自己正受到干預。

結果，要求餐前喝水的那一組平均瘦了一・三公斤，而對照組僅減重〇・八公斤。

此實驗最重要的結論就是，若你想管理食慾或更用心進食時，充分攝取水分是極為重要的。

Hangry to Happy

讓餓怒變開心

為了幫助諮詢者能從喝水中受益，我常告訴他們要從每天增加喝水量做起，這是為控制飢餓感所能做出最簡單的改變。

一、飢餓時可以吃能補水的食物

每天至少吃一種補水食物，如西瓜、草莓、哈密瓜、桃子、橘子、脫脂牛奶、黃瓜、生菜、櫛瓜、葡萄、芹菜、優酪乳、番茄、甜椒、葡萄柚或椰子汁。我最喜歡的一種補水食物是冷凍葡萄。

將這種做法視為一種實驗，並記錄吃這些食物對你的情緒和食慾有何影響。

二、用餐時要喝水

請在飯前喝些水。研究證明，飯前三十分鐘喝五百六十八毫升（約二．四杯）的水有助於更用心吃下一頓飯。與那些飯前不喝水的人相比，喝水的人飽足感會更明顯，也會感到更滿足，飯後飢餓程度也會降低。因此，要像你在餐廳裡吃飯一樣，在等待用餐前花些時間喝杯水。

研究顯示，飯前喝兩杯水的人，比不喝水的要少吃百分之二十二的食物。但要記得，餓怒管理計畫並非讓你減少進食，而是能更用心吃東西。

三、用餐從喝湯開始

因為湯裡含有大量水分，所以開始用餐前先喝湯有助於控制食慾。研究人員發現，飯前喝一碗湯可以減少飢餓感，並使攝取的總熱量減少約一百卡路里。

四、設定明確的喝水目標

觀察自己的喝水習慣，瞭解你通常會喝多少水，然後逐漸增加每天的喝水量。可以每次增加半杯，或任何你能承受的喝水量。知道你的目標何在有助於實現你的目標。如果你容易忘記，手機的APP程式可以提醒你。現在就開始喝杯水吧！

五、設定期限和提醒

請調好鬧鐘提醒自己喝水，或者設定一個時間，比如：「我會在上午十點前喝一杯水」。

六、隨時準備冷水

將水瓶放進冰箱，以便隨時能飲用冷水。如果你不喜歡普通的白開水，可以加些切片的柳橙或檸檬，使其更具風味。

七、將喝水與日常習慣相連結

如果很難記住新的行為或習慣，將之與已形成的習慣做連結會很有幫助。比如，你可能不會覺得每天刷兩次牙這種事很費力，那就在刷完牙之後喝杯水。這樣做是不是很簡單？

方法 33

維生素D能控制情緒性進食

「我備受疲憊和情緒低落的困擾，這時我就會情緒性進食。我也因此深感內疚和自責，因為除了日常的壓力因素外，我的生活並沒什麼問題。醫生說我的憂鬱可能與飲食相關，這讓我震驚不已。我體內的維生素D低得出奇。當我的維生素D含量回歸正常後，我的情緒和飲食都有了顯著的改善，它幫我控制住了因壓力導致的情緒性進食。」

談到維生素D，我……

- 不知道自己是否攝取了任何維生素D。
- 不常吃富含脂肪的魚、乳製品或雞蛋，而且我也不像別人那樣經常曬太陽，所以我懷疑自己是否攝取了充足的維生素D。

- 嘗試飲食多樣化和戶外運動，所以我體內維生素D含量應該是足夠的。
- 經常吃富含維生素D的食物，還會測試體內維生D的多寡。

當梅蘭妮在面對暴飲暴食，尤其是情緒性進食問題時，我首先建議她讓醫生幫她做血液檢測。荷爾蒙、維生素和礦物質含量多寡，都會影響一個人的情緒和飢餓感。當梅蘭妮發現自己體內維生素D含量很低時，她非常驚訝。

你可能缺乏維生素D的症狀，通常是我們經常忽視或將之歸咎於其他原因的一些問題，像是：憂鬱症、骨骼問題、疲憊、肌肉疲勞、體重增加和情緒問題。我們會告訴自己，我們一定是因為缺乏維生素之外的其他原因而感到沮喪和疲倦。但我們很難追蹤體內的維生素D含量，因為如果不做相關檢查，我們就無法察覺。

有些諮詢者經常有餓怒和飽腹性悔恨的困擾，最後都發現原因是體內維生素D含量很低。這樣的人並不少見，世界上近四分之三的人體內都缺乏維生素D。

維生素D與減少餓怒有關係嗎？關係很大！多項研究證實，超重的人體內維生素D含量較低。但為何會這樣呢？有一種理論認為，維生素D有助於大腦產生血清素，提升幸福感。科學家們發現，體內維生素D含量低的人與正常的人相比，罹患憂鬱症的機率更大。因此，當你感覺沮喪時，你可以借助食物尋求安慰或改善情緒。

但維生素D不僅會影響情緒，它還能改善戰略性思維和分析性思維、規劃和決策能力。因此，攝取充足的維生素D也能幫助我們更有意識地思考食物的選擇。

Hangry to Happy

讓餓怒變開心

一、和醫生談一談

如果你正在與食慾、情緒性進食和餓怒對抗，你可以和醫生談談體內的維生素D含量，並進行檢查。

二、曬太陽

獲得維生素D的最佳方式也很簡單，就是在上午十點到下午三點之間曬太陽。每週花五到三十分鐘在戶外活動幾次，如果無法外出，日曬機也能幫助你從光線中吸收維生素D。

三、吃保健食品

在一項研究中，一位補充維生素D的諮詢者減掉了近五．五公斤，腰圍減少了五．四八公分。雖然維生素D的攝取量即使比每日建議攝取量高，身體也可以承受，但最好知道你到底需要多少。想知道答案的話，請和你的醫生聊聊。

四、利用維生素D面對餓怒挑戰

增加攝取維生素D，看是否會影響你的餓怒程度。嘗試每天吃一種富含維生素D的食物，如鮪魚和鮭魚等富含脂肪的魚類或牛奶、富含維生素D的豆漿或柳橙汁、一些穀物、瑞士起司和蛋黃，並注意這些食物對情緒和餓怒程度的影響。

此外，戶外生長的蘑菇能從陽光中合成天然維生素D，如果你喜歡吃蘑菇，一定要試試雞油蘑菇（chanterelle）、舞茸蘑菇（maitake）和羊肚菌菇（morels）。

五、一早就攝取

何時是攝取維生素D的最佳時機呢？你可能會發現，將維生素D加入早餐中最容易做到。

在美國販售的絕大多數牛奶都添加了維生素D，而且越來越多的食品製造商也開始在早餐麥片、優酪乳、人造奶油和柳橙汁中添加維生素D。例如，一杯強化營養的柳橙汁就含有一百IU（國際單位）的維生素D。

與不吃早餐的人相比，吃早餐的人體內維生素D含量更高。研究證實，攝取維生素D對血清素有正面的影響，而血清素能使人感覺良好。

此外，人體的每個組織都有維生素D受體，因此你身體的每個部位都需要維生素D才能正常運作。

方法 34

鎂能讓你遠離焦慮

「我的新陳代謝速度非常非常慢，還老是想吃東西。醫生問我是否從飲食中攝取了充足的鎂元素，她說鎂元素不僅會影響食慾，也會讓人感到焦慮。但其實我並不知道鎂元素和身體有什麼關係，或它會產生什麼影響。」

談到焦慮程度，我……

- 非常焦慮。
- 有輕微焦慮。
- 只會擔心重要的事情。
- 不怎麼焦慮。

每次諮商時，潔西卡都會跟我分享所有會讓她心跳加速、感到不安的事。她知道自己過度焦慮，她可以列出一長串永無止境的擔憂，從「明天會不會下雨」到「我老了會不會得阿茲海默症」，這些事情都能輕易讓她焦慮。但讓潔西卡最擔憂的，是她出差工作時，或是在其他不常遇到的狀況下，會遇到無法控制的變化。

我和潔西卡一起研究如何才能讓她從「戰或逃」中冷靜下來，方法之一就是多吃富含鎂的食物。

如果你經常擔憂或焦慮，富含鎂的食物是減少餓怒的關鍵。有時，身體會試圖告訴你，體內有些神經網路正發生錯亂，鎂能夠幫你解決這個問題。它是人體第四豐富的礦物質，並參與三百多種提供能量、修復身體機能的化學反應。

富含鎂的食物也與減輕焦慮程度有關。許多食物都含有鎂，但在加工食品和油炸食品中幾乎不存在。這也是為什麼許多人像潔西卡一樣缺乏鎂。西方國家約有三分之二的人體內鎂含量不足。

富含鎂元素的食物並非魔法棒，但潔西卡開始在飲食中加入含鎂的食物後，她發現自己的焦慮程度似乎降低了一些，她能更清晰地思考，做出更好的決定，還能偶爾放鬆一下。她告訴我，不用手裡拿著零食就能坐下來看幾分鐘的電視，也不會在看電視時坐立不安、走來走去，真是個大勝利。她只要翹起二郎腿，享受節目就可以了。

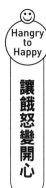

Hangry to Happy

讓餓怒變開心

一、面對餓怒挑戰

設定「鎂元素週」。每一週在飲食中添加一些富含鎂的食物，而且每天至少要吃一種。此類食物包括菠菜、黑巧克力、豆腐、全穀物（如：全麥、燕麥、大麥和糙米等）、瑞士甜菜、黑豆、杏仁、腰果、馬鈴薯、南瓜籽、酪梨、香蕉、花椰菜、孢子甘藍、亞麻籽、燕麥和胡蘿蔔。

在一週結束時，問問自己這個禮拜的感覺如何：焦慮減少了嗎？感覺更平靜了嗎？餓怒減少了嗎？是否值得在日常飲食中持續加入含鎂元素的食物？

此外，研究證實，富含纖維的食物通常也都含有鎂。

● **南瓜籽：**我最喜歡的富含鎂的食物就是南瓜籽。研究顯示，吃六十五克的南瓜籽可以降低餐後的血糖飆升，這讓它成為能將餓怒轉化為愉悅心情的好零食。

● **酪梨：**切一片酪梨，放在三明治或沙拉上。或在切對半的酪梨裡放入肉類或蔬菜，又或把酪梨搗成泥，塗在吐司上。一項有趣的研究，觀察了會在漢堡上放一片酪梨和不放的人，結果顯示，酪梨有助於緩解與焦慮有關的發炎。沒錯！只要在漢堡上加一小片酪梨，就有明顯的差異。

二、擦含鎂的身體乳液

在身體塗抹這種乳液，可以藉由皮膚吸收，並進入血液循環中。你可以買一罐含鎂的身體乳，也可以上網查看如何自己製作（請向醫生確認你能否使用）。

方法 35

來點肉桂吧！

「自從營養師建議我在食物中增加肉桂的使用量，我就像拿著鹽罐一樣隨身攜帶它。肉桂是一種奇妙的香料，可以撒在任何食物上，甚至是我沒有想到的優酪乳、咖啡或麵包上。我認為，肉桂不僅味道很棒，也有助於調節血糖，還能使我更快樂，情緒更穩定。」

說到肉桂，我……

- 不太喜歡。
- 從不加肉桂，除非食譜上說要加這個調味料。
- 喜歡它的味道，有時會吃含有肉桂的食物。
- 非常喜歡肉桂，會經常加在食物中。

我是心理醫生，但我的許多諮詢者可是「科學家」，尤其是當他們拿自己做實驗的時候。

我有些罹患糖尿病的諮詢者研究得最認真的，就是當他們的血糖失控時會出現什麼情況。透過傾聽他們的經驗，我學到了許多關於血糖如何影響情緒的知識。他們描述的內容並不愉快。血糖對人的情緒有直接且嚴重的影響，無論身體有沒有其他問題，血糖過低或過高都會讓人情緒失控。

因此，我的許多諮詢者都成了判斷血糖是否超出正常範圍的專家。例如，茱莉每天都要測自己的血糖好幾次。當她開始這樣做的時候，她意識到了情緒與血糖之間的關聯性。透過血糖值與自身的感受相比較，使她更確信了兩者之間的密切關係。

現在她已經非常擅長辨別自己的感受，因此，通常能在測血糖前就準確猜出自己的數值。「每次我開始感覺很糟、煩躁、疲憊時，都會檢測一下血糖，結果血糖果然嚴重偏高。」她告訴我。

茱莉並不是唯一一個注意到血糖對自己有影響的人。在她先生發現她的血糖值和情緒之間的關聯之前，他認為她只是對所有事情都過於情緒化，但現在，他有時會問茱莉：「妳的血糖是不是太高？妳今天狀況不太對，要不要測一下？」

記住，不是只有得糖尿病的人，血糖才會影響情緒。有些諮詢者發現，使用肉桂也會影響血糖。這種香料在世界各地已經使用了好幾個世紀。它不僅味道不錯。一些研究也顯示，肉桂有益健康，比如它可以降低糖尿病患者的血糖。在一項研究中，參與者在連續四十天食用一至六克肉桂後，血糖值就會明顯降低。所以，如果你的血糖偏高，那就考慮增加些肉桂的用量吧。

要記住，目前許多關於肉桂的研究仍在進行中，以瞭解不同種類的肉桂對人體的影響，以及它是否對每個人都大有裨益，而有些研究還沒有得出相同的結論。有些目前正進行的研究規模較小，還需要重複進行實驗。

你也可以自己做實驗，看看肉桂是否對於你管理餓怒有所幫助。

Hangry to Happy

讓餓怒變開心

一、先從小分量開始

即使是少量肉桂也會對健康產生巨大的功效。在二〇一六年的一項研究中，二十五名糖尿病患者連續十二週每天僅食用一克的肉桂（略少於半茶匙），就降低了空腹時的血糖值。因此，請在飲食中加點肉桂，留意它是否對你的情緒有任何影響。

二、付諸行動

在包包裡放些肉桂，容易取用會讓你更可能好好使用它。

三、嘗試肉桂棒

買些肉桂棒，用它們攪拌咖啡、茶、優酪乳或湯，或是在煮肉類或蔬菜時放入一整根。

四、提升咖啡風味

在咖啡或可可中加入肉桂。即使灑些少量的碎屑也可以提味！

五、在早餐中加點肉桂

讓肉桂開啟你一天的飲食生活，無論早餐吃什麼（燕麥片、麥片、麵包、優酪乳、麥片，或任何你喜歡的食物），都可以加點肉桂進去。

六、為水果增添香氣

肉桂是漿果和蘋果的絕佳搭配。

※重要提醒

肉桂是一種有助於控制高血糖的天然食物，但它含有血液稀釋劑，有可能產生副作用，特別是對正在服用血液稀釋藥物的人。此外，肝臟受損的人也不應使用。請諮詢醫生，以確保肉桂不會與你服用的藥物相衝突或造成健康風險。

結語

在本章，我們深入探討了一個具體的問題：我們進食不僅僅是為了填飽肚子，那只是很小的一部分。你所吃的食物還會影響你今天是否快樂，以及是否容易煩躁，還有行為表現，以及是否覺得舒服。

從現在開始，你可以成為把每日飲食（「這就是我吃的東西」）和自身感受（「這就是我的感覺」）聯繫起來的專家。我提到了一些主題，是我的諮詢者自己做連結的，但這樣的主題還有很多。我們在此談論的只是一個能讓你開始的方式。

所以，請透過完成下面的句子，繼續建立你自己的關係：

當我吃（　　）時，我感覺……當我吃（　　）時，我認為……當我吃（　　）時，我表現……

以下的清單可以供你參考，請你結合生活中可能出現的情況，使你的飢餓獲得滿足吧。

□我選擇能讓我長時間有飽足感的食物。
□我在晚上吃有助於入眠的食物。
□我吃能夠改善心情的食物。
□我吃能夠提升思考能力的食物。
□我飲食均衡。
□我喝足夠的水。
□我會確保自己攝取足夠的維生素D。
□我會確保自己攝取足夠的鎂。
□我使用肉桂和香料來幫助自己控制食物的味道和情緒。

第五章

養成正念的飲食習慣

請想一想你最近一次用心品嚐的食物：你真正享受，吃到恰到好處的分量，讓你覺得心滿意足的食物，是哪一種呢？

對我而言，是一顆桃子。我今天早上剛吃了個桃子。聞到房間那頭的桃子味時，我把筆電推到一旁，不再寫這段文字了。我專注地切開桃子，它香甜多汁，真是美味可口。最重要的是，我在打這段文字時其實沒有想吃東西的衝動，可僅僅花了兩分鐘用心吃了那顆桃子，我就覺得從工作中休息片刻是值得的。

簡而言之，正念飲食就是要更注意你的進食方式——從如何選擇食物，到如何咀嚼食物，到如何影響你的情緒和身體。對我的諮詢者而言，這是幫助他們擺脫舊習慣，打破餓怒循環的重要技能之一。

我的諮詢者需要努力和注意力才能掌握正念飲食的竅門。但一旦他們開始掌握這個技巧，就不會再重走老路。因為他們能夠預見未來會導致瞎吃的誘因和陷阱。

我們的飲食方式通常是常規化且千篇一律，反覆使用相同的方式，陷入了相同的習慣中。這是因為我們的大腦喜歡在自動駕駛的模式下運行，它喜歡制式和簡單的行為，但很多熟悉的習慣正是使我們日復一日感到再怎麼吃也不會飽的原因。

要想改變這種情況，首先得學會觀察自己的習慣。這是知易行難的事，即使你已經進行正念飲食很長一段時間也是如此。過去二十年中，我一直在實行正念飲食，但還是經常遇到一些因盲目進食帶來的挑戰。

例如，我最近開始定期和一位朋友吃飯，我們經常在週五進行的會議之間的空檔共進午餐，用餐時間不長，但我們想要有時間真正交流。開始時我倆都吃得很快，誰都沒留意到這點，也沒有談過這個問題，它就這麼發生了。但後來我開始注意到，我不喜歡前兩次午餐後的感覺。於是，之後用餐時，我會提前先打電話訂餐，這樣等我們到餐廳的時候就馬上可以吃了。這讓我們多了二十多分鐘的用餐時間，足以讓我們放慢速度，在享受午餐的同時也能聊天。

我最新的「正念飲食挑戰」不是為自己設計的，而是為了教會我的孩子們該如何正念飲食。從他們還是幼兒開始，我就一直在幫助他們培養這方面的飲食習慣。他們已經理解這一觀念，但我還是能看到其他習慣會妨礙他們實踐正念飲食。

有一天，我的一個孩子拿起一包零食，然後打開電視，在桌子旁坐了下來。我注意到他臉上閃過「喂，等等」之類的表情，然後他站起來關掉了電視。保持好習慣並不總是容易，但還是可以做到。

無論你可能面臨什麼新的飲食情況，正念飲食的解決方案都有一個共同點：注意你的飲食方式和感受。

在本章，我們將討論正念飲食的十個要點，即你能改變飲食方式的簡單步驟。我之所以制訂這些步驟，是因為諮詢者需要切實可行的方法將餓怒轉化為開心。

方法 36

覺察自己為什麼吃，比吃什麼更重要

「對我而言，學會吃得更加用心的一大進步，是戒除了一個壞習慣，即以前每當大腦發出『我餓了』的訊號，我就立刻做出回應。我發現，大腦的確會提醒我餓了，而且總是如此。但當我真正暫停一下，好好思考時，我接下來的想法有時是『沒錯，我確實是餓了』。但大約有百分之四十的機率，我的答案會是『其實我並不是真的很餓』。這讓我很驚訝。我其實從來沒有放慢腳步停下來思考，甚至質疑過這一點。」

在選擇吃什麼時，我會……

- 因猶豫不決而感到無助。
- 先吃方便、唾手可得的食物。

・會列出一些選項。
・會仔細考慮自己的選擇。

十四世紀時，法國哲學家尚．布里丹曾講過這樣一個故事：有頭驢子無法在兩捆乾草之間做出選擇。故事的結局很悲慘，這個優柔寡斷的傢伙最後餓死了。

我的許多諮詢者都會遇到和那頭驢子一樣的難題：決定吃什麼，以及什麼時候吃。不過還好，他們並沒有餓死，但猶豫不決也會令人沮喪。當我們無法做出有意識的決定時，通常會陷入習慣和常規中，不久便會後悔莫及。

你曾有多少次在吃飯後會想著：「該死，那不是我真正想吃的東西。」或者「我為什麼要吃那個？」這些都是進食後的後悔感。之所以會有這種感覺，往往是因為我們沒有花時間提前選好食物，而只是有什麼就吃什麼。

在餓怒管理計畫中，我的諮詢者要學會有意識、有目的地進食。從一開始，他們就要決定自己想吃什麼以及為什麼想吃，這樣他們就不會去吃自己實際上並不想要或不需要的食物。

猜猜看，在正念飲食的階段，我的諮詢者最喜歡什麼？他們喜歡的是第一步：先按兵不動，也就是他們不是立刻採取行動（吃東西），而是停下來，給自己一點時間做出選擇。

Hangry to Happy 讓餓怒變開心

在選擇要吃的零食或食物時，只需記住三點：暫停、定位、選擇。

一、暫停

當你覺得餓了，是因為大腦告訴你想吃點東西，或是因為附近有食物，這時候請先暫停三十秒。我的諮詢者經常在心裡對自己說暫停一下。當他們這樣做，就會意識到此前自己幾乎從未試圖限制或質疑過飢餓感。

二、定位

根據心理學中的「體現認知理論」，將思想與行動相結合會影響你的行為。如果把心中的停頓和實際的肢體語言暫停配對，就更可能獲得你需要的停頓。

所以，請想一個能提醒你更有意識的動作。例如，抬起你的腳，好像要踩煞車般地減速，或是用手做出停止的手勢，又或者把手按在桌子上，就像在按一個無形的暫停按鈕。

三、選擇

當你暫停時，問問自己：「在這一刻，什麼是有意識的選擇？」答案可能是「吃東西」，但也可能是其他事情，比如小睡一會兒，或休息一下，又或是你覺得很無聊所以想換別的事做。也許除了食物之外，還需要其他的東西才能真正滿足你。

在選擇食物時，一個有用的經驗法則，就是要限制在三個或更少的選項上，太多選擇會讓我們不知所措。想想一本有很多頁的菜單，還有另一本一頁就能看完的菜單，這兩者給人的感覺是截然不同的。

方法 37

打破常規，尋找新意

「我喜歡變換零食種類，否則我就會對某種食物感到厭煩，有時還會吃過量。當我吃得太多時，就會開始對它覺得膩。」

當我吃東西時，我……

- 每天幾乎都吃一樣的食物。
- 有一份相當固定的清單，包括食物和常去的餐廳。
- 選擇很有彈性。
- 喜歡冒險並嘗試新的食物，我願意做任何嘗試。

幾年前，我在紐約拜訪了一位朋友。他在街邊的小攤買了兩塊超大的披薩，然後給了我一塊。我很笨拙地咬了一口，他說：「嘿，嘿，嘿！在紐約可不能這麼吃披薩啊。」

說完他把自己那塊披薩對折後咬下去。我來自美國中西部，我們那裡從不會把披薩對折起來吃。在芝加哥，我試過深盤披薩，但是會借助刀叉。我心想：「就入境隨俗吧，這裡可是紐約。」然後就學起朋友的吃法。吃披薩並不是什麼新鮮事，但那種吃法完全改變了我的體驗。

隨著時間流逝，過去曾帶給我們歡樂的事物會逐漸減少愉悅感，心理學家稱之為「享樂適應」。曾經讓我們快樂的事情在反覆經歷之後，也開始失去吸引力。這種情況適用於任何事物，從新車到一段新的關係，當然食物也不例外。

餐廳也知道這點，所以他們會用食物來做新的宣傳噱頭：站著吃、摸黑吃，或是不用餐具吃，而人們會蜂擁而至，追求這些新的體驗。

但這會奏效嗎？在最近一項研究中，研究人員讓參與者吃爆米花。其中一半的人被要求用手拿以正常的方式吃，另外一半則要使用筷子夾取。結果，用筷子的人比其他人更享受吃爆米花的樂趣。

在研究的第二部分，三百位參與者認為以新的方式喝水會更令人愉快。在這項研究中，參與者自己想了新點子喝水。他們的想法千奇百怪，從用馬丁尼杯到用紅酒杯喝水，或是像貓一樣用舌頭舔杯子裡的水，這些新奇的方式都讓他們更喜歡喝水。

為什麼會這樣呢？因為碰到新奇的事物時，我們會給予更多的關注，而當我們更關注某件事時，就會更加享受它。

即使是我們喜愛的食物，比如冰淇淋和餅乾，時間久了也會變得乏味，我們不會在吃每一口時都讚不絕口。我們喜歡吃的食物，也會因為太常吃變得熟悉而平凡。

總之，當我們某種食物吃得越多，就越不覺得那麼享受了。

我給諮詢者最簡單的建議之一，可能聽起來有點瘋狂，就是要坐在餐桌不同的位置。為什麼呢？因為大多數人吃飯時往往坐在完全一樣的位置，簡單的變換座位就可以明顯改變用餐體驗。

如果想更加享受食物，訣竅就是打破常規。做一些不同的事情，會帶給你更多樂趣，而不是讓你吃更多的食物。

Hangry to Happy

讓餓怒變開心

一、換個位置用餐

換個新視角或新的用餐空間，可以是餐桌的不同位置，也可以是休息室的新座位。你也可以坐在地上或床上用餐。

二、用手拿東西吃

例如衣索比亞的飲食習慣，人們進食時會用手撕下一片麵包，然後用這片麵包替代餐具，將食物從盤中「舀」起送入口中。你也可以試著直接用手拿食物，這樣可以幫助我們感受到食物的質感，而且更加專注進食。

三、嘗試獨特的組合

忘掉平時飲食的搭配方式吧！不論是何種食物，都撒上你最喜歡的調味料。你也可以試著在辣椒上撒上肉桂，或在甜點上撒點鹽！

四、使用不同的玻璃器皿

試著用馬丁尼杯或葡萄酒杯喝水，並在水裡添加水果吸引家人多喝水，尤其是那些不喜歡喝白開水的人。

五、嘗試使用不同的餐具

用刀叉吃披薩可以讓自己放慢吃東西的速度。吃冰淇淋時也可以試試用叉子或小湯匙。

六、換另一隻手吃飯

用非慣用手吃飯。如果你是右撇子，就用左手拿叉子。

七、將進食順序反過來

先吃杯子蛋糕，再吃糖霜。或者先吃最喜歡的食物，而不是把最好吃的留到最後才吃。

八、冷凍／加熱食物

溫度的變化可以改變一切。將葡萄放入冷凍庫，或將巧克力放進微波爐加熱。

方法 38

坐下來吃，解放雙腳

「我討厭那些有東西吃但沒座位的聚會，我得邊拿著盤子邊和別人聊天。我喜歡坐下來享受食物。站著的時候，我往往會不假思索地咀嚼。更糟的是，我會站在餐桌旁一點一點不停地吃。」

吃東西時，我通常……

- 會靠在餐桌旁站著。

• 會在廚房或辦公室裡走來走去。
• 坐在電視機前的沙發上。
• 坐在餐桌旁。

最近，我和女兒去了紐約。我們的慣例是去所在城市找一家很棒的麵包店買個紙杯蛋糕，然後一起分享。這一天，我們在西村的麵包店買了一個香草口味、上面淋有曲奇餅糖霜的杯子蛋糕。為了方便我們帶回酒店，女店員把它放在一個透明的塑膠盒裡。走回去的路上，我注意到女兒一直盯著這個蛋糕看。到了華盛頓廣場公園時，她說：「我們坐下來吃點蛋糕怎麼樣？這樣就可以好好享受了。」

這是個很棒的正念時刻。她沒有選擇邊走邊吃，而是提出能充分享受食物的最佳方式——坐下來品嘗。

這聽起來很簡單，但想想自己是否就經常站在冰箱前、坐在沙發上或走路時邊走邊吃東西。過度飢餓的明顯症狀之一，就是無論自己身處何地，會找到什麼就吃什麼。

我的諮詢者經常談到他們吃飯的地方。我有個名叫傑夫的諮詢者，他單身。我問他最常在家裡的哪個地方吃飯，他停頓了一會兒，告訴我說：「在公司時我會在辦公桌前吃飯。但在家裡，我會靠著吧台，邊吃邊看電視，從來沒坐下來吃過。」這表示因為食物就在旁邊的吧台上，所以他多半會再吃一份。

研究不斷證實，吃飯的地方對合理飲食和控管飢餓有重要的影響。在一項研究中，加拿大研究人員將參與者分為兩組，其中一組就像我們許多人一樣，站著吃裝在塑膠容器的食物，而另一組則坐在桌子旁用餐。幾小時後讓他們吃下一餐時，站著吃飯的那組多吃了百分之三十的食物。另一項研究顯示，讓孩子在餐桌上吃晚餐的父母，其ＢＭＩ（身體質量指數）較低。或許ＢＭＩ較低的原因很多，但部分原因是如果我們能坐在餐桌前用餐，就會更專心吃飯。

我有些諮詢者會說：「可是，我看電視吃飯時是坐著的。」但並不是只要坐著吃東西就會帶來神奇的效果。事實上，邊看電視邊吃東西會讓我們分心，無法充分享受食物。因為我們不太會注意到食物，且無法發覺身體已經傳遞出吃飽的信號。

坐下來吃飯有何幫助呢？為什麼坐在餐桌旁那麼重要？因為這樣會有助於集中注意力，減少分心，也會更加關注自己的食量。

讓餓怒變開心

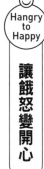

一、別站著吃

每次吃東西時，都要找個地方。與其在走路時狼吞虎嚥地吃披薩，不如去公園找張長凳坐下來再吃。去餐廳，或是在聚會中找把椅子坐下吃。請記住，如果你能花點時間專注於食物，就能感到更滿足，也會吃得更用心。

二、找張桌子

你最常在哪裡吃飯？那裡有可以吃飯的桌子嗎？或者有可以作為餐桌的地方嗎？找出家裡和工作環境中哪裡有餐桌，然後盡可能坐在那裡吃飯。即使並不總能找到一張餐桌，也可以利用下面的方法讓自己處於「使用餐桌的心態」中。

三、自己「做」張桌子

如果找不到餐桌時，就自己「做」一個。

把辦公桌上的文件移開，讓午餐能在安靜的地方用餐。或是坐在沙發上，但不要把電視打開。

四、專注於當下

真正的訣竅是，不要只是坐著。在開動之前，在精神和身體上都要專注於當下。無論在哪裡吃飯，都要花點時間讓自己集中注意力。把雙腳平放在地板上，並重複說：「現在是吃飯時間，我不要再忙了，我會專心坐在這裡。」這句箴言，用這個方法將注意力集中於食物上。

方法 39

慢慢咀嚼，品嚐食物真正的味道

「我吃東西太快了，就像狼吞虎嚥似地往嘴裡塞東西。有時幾乎沒法品嘗食物的味道。有一次，我差點被一塊肉噎住，咳到不行。這件事讓我意識到我需要放慢速度，細嚼慢嚥。」

說到咀嚼，我……

- 不注意咀嚼這件事。
- 就嚼幾下，能吞下去就行。
- 會充分咀嚼。
- 會嚼很久，確保食物已經被咬碎或咬爛。

我最近和一個朋友一起吃午餐。她告訴我，她和她男朋友之間出了點問題，這讓她十分沮喪。她吃飯時一直在硬吞，而不是咀嚼。這也再次提醒我，吃飯方式反映了我們的感受，而我們的感受也會影響飲食方式。

請花點時間想想自己是如何咀嚼的。許多諮詢者告訴我，當看到食物時，如何咀嚼並不會出現在他們的味覺雷達中。通常情況下，食物越美味，他們就吃得越快，結果就是，他們甚至沒有真正品嘗到食物，最終導致暴飲暴食，有時甚至根本無法享受美食。我告訴他們：「你可能會吃下一整盤食物，但其實你一口也沒有嘗到。」

不管你信不信，咀嚼有很大的影響。咀嚼就像呼吸。我們在執行這個過程中並不會想太多，除非有些事情讓它變得具有挑戰性。如果你正在爬山，突然呼吸變得困難，你就會開始關注並試圖控制它。這種情形就像你在吃一塊不太咬得動的牛排，當你必須努力啃咬時，你的意識和注意力才會轉移到咀嚼上。不然大部分時間，我們的咀嚼和呼吸都是自動進行的。

上文我的諮詢者的故事證明，咀嚼可以避免被嗆到或噎到。咀嚼有助於身體消化食物，但對餓怒也會產生超乎你想像的影響。

有篇對於咀嚼進行十六項研究的綜述中，研究人員發現，細嚼慢嚥不僅可以減少飢餓感，還可以減少進食量。為什麼呢？因為咀嚼不僅是把食物咬碎，還會向腸道發出信號，啟動荷爾蒙，讓身體做好處理食物的準備。為了驗證這一點，數項研究觀察了咀嚼食物但沒真正進食，以及嚼口香糖的情況。這些研究發現，即使沒有真正吃進食物，咀嚼行為也會對控制飢餓和食慾發揮作用，讓身體能充分享受食物。

讓餓怒變開心

Hangry to Happy

一、設定咀嚼的目標

吃飯前告訴自己：「我要更有意識地咀嚼。」設定目標有助於你更加專注於正念飲食。根據針對咀嚼進行大量研究的結論來看，每吃一口咀嚼二十五次的效果最好。

二、觀察他人的用餐速度

下次和家人一起用餐，或者和朋友出去吃飯時，注意他們的咀嚼程度。有些人吃得很慢，有些人可能會一下子就將整盤食物一掃而光，而還有人則介於兩者之間。

三、將食物切成小塊

吃東西快的人不僅動作快，往往還會大口地咬。如果咬了一大口並迅速吞下去，那很可能表示並未充分咀嚼食物，這也代表幾乎完整的食物會直接進入胃裡，然後只能由可憐的胃來承擔本該由嘴巴完成的工作，結果就會導致胃痛、胃灼熱、消化不良、噁心和體重增加。

要改變這個不良的飲食習慣，可以把食物切成更小、更易咀嚼的塊狀。這只是個簡單的數學問題——如果把食物切成小塊，就必須咬更多口，也代表我們得吃得更慢。所以，請試試吃小塊一點的食物，看看這樣做能如何減慢你進食的速度。

你也可以試試不同的尺寸，像是把食物切成二十五美分、五美分和一角硬幣的大小。研究還證明，無論是吃巧克力還是喝湯，只要吃得更小口，我們就會吃得更少。

四、有意識地停頓

在咀嚼每一口食物之間，請有意識地停頓一下，比如吸口氣，喝口水，換個餐具，或是把叉子放下一會兒。

方法 40

用心觀察，重塑與食物的關係

「我是個典型的『餓死鬼』，幾乎沒辦法停下好好品嘗正在吃的東西！」

當我吃東西時，我……

- 直接開吃。
- 會停下片刻先看一下食物的樣子。
- 有時會不想吃看起來並不美味的食物。
- 會確保使用外觀精緻的盤子盛裝食物。

如果把食物像藝術品一樣端上桌，我極有可能仔細看一看，比如餐廳裡擺盤精緻的佳肴或是製作精美的婚禮蛋糕。還有一排排令人垂涎欲滴、上面放著草莓的法式糕點，也總會令我駐足。這類反應再正常不過了，我不假思索就會這樣做。

但談到日常食物，有時我們甚至不會低頭看看我們正大快朵頤的三明治，或從袋子裡拿出的漢堡。

從穴居時代起，吃東西前要先觀察食物就是一種生存本能。我們需要根據食物的顏色和氣味，來確認它是否好吃或能否安全吃下肚。

我們都曾從冰箱裡拿食物出來時，想著：「嗯，最好還是丟掉吧，看起來不能吃了。」

但觀看食物並不僅是出於安全考量。事實證明，觀察食物也會影響我們的食量以及滿足感。

你可能覺得，我們之所以會感到飢餓，只是因為人體需要補充營養，但科學家們進行一系列相關研究，將食物透過餵食管直接灌入胃中，結果發現，即使食物中含有人體所需的所有營養物質，人們仍會感到飢餓。這就說明，觀察食物、拿起叉子、張開嘴巴吃東西的這些過程也同樣重要。

視覺信號能幫助我們知道自己是否已經吃飽。如果看到盤子裡還有一堆未動過的馬鈴薯泥，我們會覺得：「我吃得不多。」但如果盤中空空如也，我們可能會說：「哇，我吃得一乾二淨！」

另外，對自己暗示吃了多少食物也會影響滿足感。如果告訴自己已經吃飽，我們實際上就會覺得更飽。

我媽常說要「三思而後行」。現在我會說：「餐前要三看而後行！」吃東西前，哪怕你只想吃一口，也要仔細看一看食物。

Hangry to Happy 讓餓怒變開心

一、吃之前先觀看食物

吃飯之前要停下來花點時間仔細看看食物，留意食物的分量和整體外觀。它看起來美味可口嗎？水果和蔬菜新鮮爽脆嗎？分量如何，是多還是少呢？

二、選擇對食物的用詞

如果你告訴自己：「它看起來真讓人覺得滿足」，大腦更有可能也會這樣標記食物。請在餐前或吃零食前對自己說這些話吧。

三、觀察已食用的分量

用餐時，透過視覺查看一下自己的食量。有多少雞骨頭堆在一起了？吃了多少砂鍋裡的菜？

四、保存零食證據

這樣做有助於對吃過的零食產生視覺信號。我們多半不太會記得自己吃了些什麼，因此，把蛋白棒的包裝紙或裝薯條的空碗放在桌子上。看到自己剛吃的食物，會讓飽足感持續得更久一些，因為這樣你就會記得自己已經吃過東西了。

方法 41

五感全開，享受每一口

「我喜歡食物，但我並沒有真正細細品嘗。我是看到妻子享受吃下的每一口巧克力時，才發現這一點。我吃巧克力時，總是還沒吃完這塊就開始想著下一塊了。」

談到品嘗食物，我通常……

- 吃東西時總是狼吞虎嚥。
- 通常不會仔細品嘗，除非食物非常美味可口。
- 會盡量品嘗每一口食物。
- 會非常注意所吃食物的風味和口感。

每年耶誕節，我都會請人品嘗我做的美食。我會做許多特製的巧克力曲奇餅乾，我認為它們美味無比！我會送給每個我認識的人一塊餅乾，是的，只給一塊！而不是一打。我將這些餅乾包裝得很精美，然後看看會發生什麼事。

到目前為止，還沒有人會僅說聲「謝謝」後就毫不猶豫地把餅乾放進嘴裡。相反地，他們會花很長的時間思考該如何吃餅乾才能盡情享受。有些人會專門選個能全神貫注的時間：「下午三點會議結束後，我會吃掉這塊餅乾。這時我才能安靜坐下來專心享受。」還有一些人會想要把從食物中獲得最多的體驗發揮到最大：「我打算先把餅乾加熱一下，然後再坐下來邊喝咖啡邊享用。」

品嘗食物的目的是為了更審慎了解自己的飲食習慣。這讓我想起了年輕時買慢跑鞋的事。我買第一雙慢跑鞋是因為我喜歡它的顏色：綠色。就是這樣，顏色是我唯一的標準，但此後我對慢跑鞋各方面都有了更深入的認識，不管是舒適度、重量、透氣性及彈性。我瞭解到，並非所有的慢跑鞋都是一樣的，不同的鞋款有不同的功能，好的慢跑鞋能將跑步能力提升到完全不同的級別。

食物也是如此。有時我們吃某種食物是因為我們喜歡它的外觀，但當我們對食物有獨到的眼光，也更加挑剔時，我們會思考食物在口中的味道。你喜歡這種食物的口感嗎？味道好嗎？會帶給你能量嗎？漸漸地，我們做出的選擇會更全面、具體且積極。

我有一個諮詢者喜歡吃番茄，當季時她更開心，會花很多時間挑選那些特定的紅色、看起來完全熟成的番茄。整個過程中，都讓她更深入瞭解番茄的味道，也享受到更多樂趣。

速食文化則教了我們與「品味」完全相反的事。比如，在速食店裡排隊點餐，我們經常才剛拿到食物，在櫃臺轉身後就迫不及待地打開雞塊的盒子，塞一塊放進嘴裡。

但研究證實，品嘗食物並不表示我們要從每一口食物中獲取更多的享受。品嘗本身也能促進正念飲食，進而減少餓怒的爆發。

Hangry to Happy

讓餓怒變開心

一、打開你的感官

在開始吃每一口食物前，你能做到最重要的事就是運用五感。要做到這點，請想像你要吃的東西是你未曾嘗過，也不曾見過的全新食物，並想像一下你會怎麼做。

- **嗅覺：**聞一聞食物的氣味。
- **視覺：**觀察食物的外觀，以及其中有什麼會刺激你的食慾。
- **聽覺：**當你與食物互動時，你聽到了什麼聲音？劈啪聲，嘶嘶聲，還是嘎吱聲？
- **觸覺：**食物在你口中的感覺如何？你拿起它時，手指有什麼感覺？是光滑，還是鬆脆的？
- **味覺：**它是辣的，還是淡而無味？烹調得恰到好處嗎？

二、仔細品嚐第一口

研究證實，我們的愉悅感並不會隨著吃得越多而增加，相反地，第一口嚐起來最美味，因為在吃的過程中，我們會越來越習慣或適應這種味道。然後，隨著每一口食物吃下肚，愉悅感會逐漸減少。因此，想要更充分享受食物，就要仔細品嚐第一口的味道。

請不要試圖多吃，這樣並不會增加你的快感。你只需要專注於第一口食物。問問自己的感覺如何，是喜歡、討厭，還是只覺得還可以？

三、營造美妙的進食氛圍

品味食物的一部分，是將整個用餐體驗打造成你喜歡的方式。我們會在特定的用餐方式上形成肌肉記憶，進而增強了愉悅感。

例如，也許你喜歡一大早坐在後院的躺椅上，用你最喜歡的杯子喝咖啡。又或者吃餅乾前，你會將它加熱到剛剛好的溫度。總之，在吃東西前，先想一想你可以做什麼讓整個飲食過程更愉快。

四、練習享受

運用所有感官有助於享受食物，但這需要練習。所以，請試著小口吃些差異較大的食物，這能幫助你提升味覺的敏感度，專注於口味間的細微差別。

比如，將下面四種不同的起司切碎：切達起司、高達起司、藍紋起司和莫恩斯特起司。每一種都吃一小口，然後決定你最喜歡哪一種。或是咬四片不同品種的蘋果（金冠青蘋果、五爪蘋果、澳洲青蘋果和紐西蘭加拉蘋果），然後根據甜度和喜愛程度為它們排序。

你也可以在盤子裡放四種不同類型的巧克力（可可含量從百分之二十五、百分之三十五、百分之五十五到百分之七十二不等），或把不同類型的水果串在一起，再一個個拿下來，細細品嘗。這個有趣的活動可以在聚會中進行，你也可以自己練習，成為味蕾的專家。

五、閉上眼睛品嚐

當你缺少了一種感官知覺時，你會更加依賴其他的感官，這也意味著你的味覺可能會更加靈敏。

最近有項研究要求參與者蒙上眼睛吃飯，以及按正常方式用餐。結果證實，蒙上眼睛會讓人更加享受食物，同時吃得更少。因此，吃東西前請先閉上眼睛，專注片刻後再開動。

方法 42

一心不能多用

「我知道應該專注於食物，但我也需要盡力解決生活中發生的其他事。我不可能同時專注於所有事。因此，即使是在吃飯的時候，我也常沒有把注意力放在食物上。」

吃東西時，我通常會……

- 可能在開車、打電話或傳訊息，很少注意到自己在吃什麼。
- 很容易分神。
- 停下手邊的事情，用心吃東西。
- 會專注於所吃的每一口食物。

吃飯的時候，就專注吃飯。

這不僅是一句禪語，也是我一直在對諮詢者、對自己，還有對孩子所講的箴言。因為在吃飯時要全神貫注是不容易做到的。

有的諮詢者會說：「我沒時間吃飯啊」，或者「我只有幾分鐘的空檔能吃午餐」，有的諮詢者則說：「吃飯是浪費時間的事，我拿來做其他事還比較有幫助。」無論是什麼樣的說詞，他們的反駁總是與時間的利用有關。

每天你都忙個不停，那麼多同時出現的事會讓你暈頭轉向。大批的電子郵件時時刻刻都湧入收件匣裡。你的手機響個不停，而且還有一大堆事要做。

但在生活中分心，造成的後果其實很嚴重。

我有位諮詢者最近出了車禍。我問她發生了什麼事，她羞怯地低頭看著自己的膝蓋。「我一直擔心食物會害死我，但沒想到果真如此。」她說道，「當時我一邊開車一邊伸手去拿旁邊袋子裡的薯片，然後車子就歪到一邊了。」

在車子裡吃東西不一定會發生車禍，但分心進食通常會導致後悔或餓怒。《美國臨床營養學雜誌》最近發表了一篇綜述，該文針對二十四項大型研究強調，正如人們所瞭解的那樣，吃東西時注意力不集中往往會導致過度進食。

平淡無味的食物也會讓人餓怒。但最近發表在《心理科學》雜誌上的一篇文章，提供了一種使食物更美味的簡單祕訣。它並非要加入新的香料或成分（比如我會在巧克力餅乾中加鹽提味），而是要從行為上做出改變：吃飯時不要同時處理多項任務。

在這項研究中，研究員要求參與者記住一個七位數或八位數的數字，一邊記一邊吃一些鹹、甜或者酸的食物。然後讓他們評估食物風味的強度。在吃東西時需要記更多數字的參與者（即任務更難或認知負擔更重），認為食物的味道偏清淡，他們也會吃更多的甜食和鹹食。

結論是什麼呢？同時處理多項任務會削弱食物的味道。為什麼會這樣？因為大腦必須同時處理所有事務時，不同的感官體驗會相互競爭，而且這可能不僅適用於味覺。

當你要同時處理許多事情時，感官也會被拉向許多不同的方向。例如若是我們一邊看電影一邊玩遊戲，兩者都無法讓你盡情享受。

《食慾》雜誌上發表了一項研究，深入探討我們在吃東西時分心的原因。研究發現，與食物有關的分心有兩種，一種是讓我們感覺不到飢餓，另一種是讓我們無法專心進食。

研究人員將參與者隨機分組，讓他們在進行駕駛模擬、看電視、與研究人員交談，或是獨自專心坐著等各種情況下用餐。模擬駕駛者在開車時並不會覺得餓，但也無法專心進食，因此，他們無意識地吃了較少的食物。看電視的參與者也不覺得餓，但在吃東西時並未分心，因此他們無意識吃的東西比較多。與研究人員交談的參與者因無法專注進食，仍會覺得飢餓，但他們吃得不多，可能是因為有陌生人在旁，所以不好意思自顧自地吃東西。而完全單獨進食的那一組參與者，既能注意到飢餓，也會專注於進食，換句話說，他們能做到正念飲食。

許多諮詢者經常對我提出一個與吃飯時分心有關的問題，比如開著電視機。他們都說自己就是喜歡這樣做，這其實也無可厚非。對有些人來說，吃飯時不看電視，或在全然安靜的環境中用餐可能不切實際，他們也可能會吃得索然無味。

正念飲食的目的並不僅僅是讓你關掉電視，或在完全安靜的環境中吃飯。你能一邊看電視一邊專心吃東西嗎？當然可以！你的大腦是能做到這點的。事實上，我也常打開電視，只是當作背景音，儘管我可能不知道是在播放什麼節目。

然而，完全沉迷於電視節目是行不通的，因為你會不知道自己究竟是如何把一碗飯吃光光的。

Hangry to Happy

讓餓怒變開心

一、時間越少要越用心

這並不是要求你增加用餐時間，而是要把全部注意力都放在食物上。即使你只有一分鐘的時間吃點心，也沒關係，只要做到當下全神貫注即可。

二、關掉讓你分心的聲音

管理生活中的聲音，例如嗶嗶聲、電視聲、音樂聲，或任何會讓你分心的聲音。

三、集中精神用餐

我們經常會在吃東西時心不在焉，注意力不在餐桌上。用餐前，你可以選擇餐桌上任何一個特定的位置來幫你集中精神，比如桌上的某個杯子或碗。當你思緒開始漫遊時，只需讓視線重新回到那個位置。允許自己暫時放下憂慮或思緒，然後全神貫注地吃飯。

四、檢查注意力狀態

問問自己：「此刻我有多少注意力放在食物上？」是很多？還是只有一點點？怎麼做可以提高注意力？是閉上眼睛，將令人困擾的事情暫時拋諸腦後？還是仔細看看眼前的食物？

方法43
掌控飲食衝動

「不知怎地，我的腦海裡會開始浮現放在冰箱裡的乳酪通心粉。我想，如果把它放在微波爐裡加熱一分鐘後會是什麼味道。那種綿軟可口、充滿奶油口味的麵條一定超級美味。我想像拿起叉子吃乳酪時的感覺。突然，它就在我腦中揮之不去了。」

一想到渴望的食物，通常我……

• 一定要吃到！

- 如果這種渴望十分強烈且持久，我就會去吃。
- 能抑制心底的渴望，我特別想吃的東西並不多。
- 會有意識地克服對食物的渴望。

事情通常是這樣的：你正在電腦上打字，突然間，腦海裡莫名其妙跳出「巧克力」這個詞。嗯，你在心裡想著。

然後腦子裡有個聲音一直回響：「嘿，雪倫今天在休息室放了鹹焦糖巧克力布朗尼，鬆軟香濃，嚼勁十足，非常好吃。」

不論你是否相信，這個思考過程有個名字，稱為「欲望侵入論」。基本上，它認為對食物的渴望可分為兩個階段。第一階段，人會不自覺地產生一個想法或渴望：我想吃薯片！這種想法是侵入式的，也就是在未經允許的情況下強勢入侵大腦，揮之不去。第二階段，闖入大腦的想法使你開始想像食物帶給感官的美味享受：薯片在舌尖上的鹹香酥脆。然後，你的大腦就開始陷入對食物的強烈渴望了。

想控制對食物的渴望並不容易。很多人一開始都試圖用「拔河」的方法來與之對抗。比如，麥克會告訴自己：「是的，我很想一頭埋進妻子做的巧克力餅乾的保鮮盒裡。但是不行，我不認為現在吃六塊是個好主意。」

問題是，他的想法並未就此停止，因為這種渴望一直閃現，他會一直想著：「但沒錯，我真的很想吃。餅乾就放在那裡。可是我不應該吃。我不可能只吃一個就停下來。」

接下來發生的事是無法預料的。有時欲望會占上風，有時則不會。但可能因為拉鋸戰的方法經常失敗，麥克和我的其他諮詢者最終會覺得一旦渴望產生，自己就幾乎沒有控制力。

幸運的是，處理渴望還有其他策略，關鍵是有意識地回應對食物的渴望。

從入侵理論可知，我們無法控制自己是否會產生渴望，無論那種最初的想法是否出現在腦海中。但研究證明，我們可以影響渴望的強度，你可以利用你的想法強化或弱化這種渴望，這完全掌握在你手中，或是說「在你的想法裡」。

在一項針對渴望的研究中，有兩百四十九名女性在線上完成了關於她們最近對於渴望食物心路歷程的調查。有三分之一的參與者表示，當她們有了渴望能吃到食物的想法時，就會開始想像那些食物。然後，這些女性描述了自己為滿足渴望所採取的各種方法，其中一種特別有助於防止她們因渴望而吃東西。

事實證明，在腦海裡出現第一個渴望的想法後，思緒將何去何從，這點最為重要。那些告訴自己「這只是個想法」的女性，與沒有以客觀方式深入思考自身慾望與需求的那些人相比，更能克服自己的渴望。

麥克用「自己想要買輛新車」來形容這種想法的力量。他告訴我，他想買車的想法不時會闖入大腦中。此時，他有兩個選擇：一種是這種想法一出現時，他就告訴自己：「這只是個想法，我現在真的買不起。」以此制止自己；另一種是開始幻想車子的類型、引擎大小和顏色等細節。當他選擇了後者，欲望就會飆升，有時甚至會去汽車展售間看好幾個小時的車。

僅有一個想法，並不代表你必須回應它。我們對很多東西都會有想法和渴望，但不會一想到就馬上衝出門付諸行動。大多數時候，我們會花時間想想自己是否真的需要它，是否負擔得起，然後做出決定。對於食物也可以如此。

Hangry to Happy
讓餓怒變開心

一、察覺想法，控管思維

當欲望第一次出現在腦海裡時，你要告訴自己「這只是個想法而已」。記住，你不需要因為自己僅有個念頭，就對它做出回應，甚至因此左思右想。這只是個想法，而不是命令。

二、關掉內心的「電視」

一旦有了某種渴望，控制其強度的最好辦法就是避免它在想像中扎根。想像它的氣味、味道和質地只會加深對它的渴望。相反地，你要讓思緒轉向其他事物。

產生某種渴望時，提前思考其他事情或許會更有幫助，尤其是你喜歡想起的，而且也能吸引你的事物，比如你最喜歡的運動隊伍、電視節目或個人愛好等。

方法 44

放慢速度，細嚼慢嚥

「我吃飯太快了，這得怪我先生，他總是一口氣就把飯吃完，好像在參加吃飯比賽一樣。」

吃飯時，我……

- 會狼吞虎嚥。
- 有時會吃得很快，特別是非常餓的時候。
- 吃飯速度正常，不快也不慢。
- 吃飯很慢，經常是最後一個吃完的。

我的諮詢者德蕾莎告訴我：「昨天我的喉嚨後面被燙傷了，到現在都還很痛。我從烤箱裡拿出一些辣味烤馬鈴薯，立刻就拿了一塊嘗嘗，完全沒等它冷一點。我毫不遲疑地就把在攝氏四百度高溫的食物，直接塞進嘴裡。」

她的嘴巴被燙傷得很嚴重，痛了好幾天，但這件事提醒她，「我吃飯時一定要慢下來，」她表示，「吃太快不僅會傷到自己，還會讓我完全無法享受到食物。」

許多人是出於習慣或所處環境的原因而吃飯速度很快。這不僅是指快速咀嚼，正如我們在之前建議中談到的，還包括將食物迅速放入口中。想想自己吃完一餐是花五分鐘還是二十分鐘。通常，吃很快的人會表示，自己是在吃飯速度較快或是隨意的家庭中長大，這為他們成年後的進食速度設定了基準。想想你的原生家庭，吃飯時是悠閒的，還是匆匆忙忙，總是隨便吃？

德蕾莎曾談到自己是在家庭氛圍極為緊張的環境中成長，父母隨時都可能爭吵。小時候她就開始負責在飯後收拾餐桌。那時她留意到，如果吃快一點，她就能盡快逃回自己的房間。這使得德蕾莎自小吃東西速度就非常快，這是她必須努力改掉的習慣。

快速進食的習慣也可能是性格的原因。有些人很注重細節，他們會悠然自得地慢慢處理各種情況和任務。而有些人則只想盡快完成任務，即使是吃飯也是如此。他們往往會對拖慢進度的事情暴怒，比如，有人在快車道上開得太慢或是網路速度太慢。

但引發快速進食的罪魁禍首並不是時間問題，而是其他人。我們往往會和身邊的人以相同的速度吃東西。德蕾莎就是如此。她說她先生是她認識的人中吃飯速度最快的。她也發現自己在不知不覺中養成跟他一樣的吃飯速度，告訴他要吃慢點根本無效。於是，她學會控制自己的吃飯速度，而不是掌控先生的用餐節奏。

在一項研究中，參與者邊看電影，邊吃Chex Mix零食或M&M巧克力。結果證明，甚至連電影中人物吃的食物也會影響我們。觀眾看到電影角色進食時，自己會吃得更多，在角色停止進食後，自己也會吃得較少。

研究一再證明，快速進食的一個重大問題是容易盲目進食。任何我們做得太快的事，往往都不會做得很好。工作時太匆忙，就會忽視細節；考試時答題太快，就容易出錯。有時後果還會更嚴重，像是車開得太快，就很可能發生事故。

放慢進食速度有益健康，其中一個最大的好處是有助於我們記住所吃的食物，這是個一般人意料之外的「好處」，但記住自己吃了什麼對延長滿足感大有裨益，還能減少瞎吃。在一項研究中，參與者被要求快速或慢慢地喝湯。以緩慢速度喝湯的人表示，不管是用餐期間還是餐後，都有明顯的飽足感。三個小時後，他們覺得自己喝了比實際上更多的湯。這些發現顯示，細嚼慢嚥能使人更有滿足感，更重要的是，它能幫助我們記住這種感覺。這樣我們更容易在下一餐時有意識地進食，因為給予我們滿足感的餐點和小吃，會在心裡留下持久的印象。

Hangry to Happy

讓餓怒變開心

一、吃飯不是速度競賽

開車時，你會確認速限。所以，當你坐下吃東西時，也要設定預期的進食速度。對自己說：「穩定前進，這不是比賽。」

二、留意坐姿

我們常彎腰駝背地吃東西，這樣就縮短了叉子和盤子間的距離。要想減慢用餐速度，請將背部緊靠在椅背上坐直。

三、注意同伴的速度

如果和別人一起用餐，請花點時間留意一下對方的速度。是很快、適中，還是緩慢？現在，有意識地決定自己是想比對方吃得更快、更慢，還是用同樣的速度。用餐前，等所有人面前都有食物後再開動是一種禮貌，而且還能幫助人們調整吃飯的節奏。

許多人一起吃飯時，如果你比別人先吃完，你也不必因為其他人還在進食而感到有壓力，即使已經吃飽或不想再吃而跟著繼續吃下去。請記住，雖然你們同時開動，但並不代表你們必須同時吃完。

四、用刀叉擺出「×」的暫停標記

需要稍微停下來一下嗎？請將刀叉交叉放置在盤子上，讓注意力在交叉形成的×形狀上停留片刻，讓自己吃飯的速度慢下來。

方法 45

微笑進食

「正念飲食真的改變了我的生活。我從一個為每一卡路里煩惱不已的節食者，變成能夠重新享受食物的人。飲食不再成為我對自身價值的評判。我不會因為沒吃薯條就認為自己這樣做『很好』，或是因為吃了兩塊巧克力蛋糕就覺得自己『很糟糕』。我對自己的飲食方式感到滿意，這讓我覺得真的很棒。」

對於飲食，我通常感覺……

- 倍感壓力。
- 偶爾會擔心自己到底吃了什麼。
- 大部分時間都很享受。
- 熱愛食物，它總能讓我開心，而且沒有任何壓力。

我喜歡在分享最後一個技巧時得到的回應。

「在咀嚼食物時保持微笑。」我是這樣告訴諮詢者的。在聽到這個讓人愉快的建議後，他們會自然地以微笑回應，有時他們甚至沒意識到自己笑了。

我提出這個建議，不僅因為進食時的停頓能讓自己檢視進餐速度——它的作用就是如此。而且，進食時覺得更幸福還有很多其他好處。

近來的一項研究中，研究人員要求參與者選擇吃巧克力或是餅乾，態度是全神貫注或漫不經心。和選擇食物漫不經心的人相比，用心吃的人無論選擇什麼食物，他們的情緒都更積極提升了。因此，不論我們吃什麼，都可以透過正念飲食來增加幸福感。專注對待我們做的任何事也會增添我們置身其中的樂趣。

微笑還會引發內在的神經生物學反應。當我們微笑時，即使一開始並不覺得快樂，但實際上會感到更快樂。「臉部回饋假設」為這個現象提供了一種可能的解釋：我們的大腦會將肌肉運動識別為微笑，並釋放相應的快樂化學物質。

研究人員甚至研究了微笑如何改變健康的年輕女性對食物的渴望。他們讓六十位女性品嘗美味的食物，然後要求她們微笑。結果證實，微笑的女性更能控制自己的渴望。

這些研究可能對那些容易情緒性進食的人特別有效。

Hangry to Happy 讓餓怒變開心

一、微笑進食

「和平始於微笑。」

——德蕾莎修女

我喜歡這句話，人與食物間的關係真的就是這樣。在咀嚼時，請停下來微笑一會兒。你可以用任何方式微笑，不論是一個嘴巴閉著的佛祖式微笑，或柴郡貓式的微笑都可以，只要它對你有效。

二、停頓片刻

咬一口，然後笑一笑。微笑能讓你停頓片刻。在這個瞬間，請思考一下，你是想接著吃呢，還是已經對這一口感到滿足了？然後再做出決定。請重複這個過程。

結語

在本章中，你已瞭解我所說的該如何正念飲食。這些方法更側重你的飲食方式，而非你吃了什麼。即使是看起來微不足道的行為，比如拿起叉子、選擇座位、咬一口前先停頓一下，或是慢慢地吃，都對飲食體驗有很大的影響。

我希望你能重新用心對待整個飲食過程，從開始到結束——從想吃東西的念頭突然出現，到放下餐巾、推開盤子。我希望這種正念方式會在你進食時帶給你新的幸福感。

以下是我們剛剛討論的十個正念飲食要點。請在你做得好的項目旁打✓，在需要留意的方面打×。

關於正念飲食，無論你是剛入門還是專家，都要勤加練習。堅持下去吧！

□ 我會用心或有意識地選擇食物嗎？

□ 進食時我會嘗試新事物嗎？

☐ 進食時我會坐下嗎？
☐ 我會充分咀嚼嗎？
☐ 我是否能有意識地思考所有的食物選擇？
☐ 我是否會仔細品嘗每一口？
☐ 進食時我會全神貫注嗎？
☐ 吃飽喝足後我就會停下來不再吃嗎？
☐ 我是否以緩慢的速度進食？
☐ 我是否在吃每一口食物之間都會開心地暫停一下？

後記

終於讀完了這本書，希望在閱讀的過程中你不會感到餓怒（如果真的餓了，也沒關係）。都讀到這裡了，你已經知道該怎麼做才能讓餓怒轉化為開心。

我希望此時此刻的你真正感到滿足和快樂。不僅僅是你的胃，還有你的心靈。每當我學習新事物時，我都會覺得興奮不已，充滿動力。我想你一定也和我一樣。

你可能已經體驗過一些欣喜的時刻，讓你領會到正念飲食的益處。如果還沒有，那現在該是把你學到的東西付諸行動的時候了。

我非常希望聽到你的意見。真的。你可以在我的網站找到我的聯繫方式。世界各地的人都會不停寫信給我，分享他們在進行餓怒管理計畫前的所思所為，以及餓怒管理工具和技巧如何改變他們的生活。

然而，一本書也只能容納這麼多內容。如果想瞭解更多我撰寫的心理學實踐和另外八本書的資訊，以及獲得免費下載資源，歡迎你隨時訪問我的網站：eatingmindfully.com。

希望各位一切順利，一如既往地用心前行。讓餓怒症無所遁形，並且盡情享受吃喝，品味生活。

蘇珊・亞伯斯　博士

致謝

在此，我謹向下列人士致以誠摯的謝意。

感謝我親愛的家人——布魯克、傑克和約翰。我的父母——湯瑪斯和卡蜜拉，兩位姐姐——琳達和安吉。還有約翰、朗達、吉姆和艾希莉。

感謝喬．塔塔博士和妮科爾．波肯斯博士。他們不僅是我的同事，還是絕佳的拍檔、集思廣益的夥伴和非常要好的朋友。

感謝朴和法恩文學傳媒公司的賈德雷．布拉迪克斯和塞萊斯特．法恩。謝謝你們的幫助，使我的想法變成書架上真實的書籍。

真心感謝正念飲食的讀者、諮詢者和社交媒體的粉絲們。一如既往，我很榮幸能成為你們生活的一部分。

特別感謝專家們，你們日以繼夜地努力幫助人們改變與食物之間的關係，是你們大幅提高了人們的生活品質，幫助大家真正地享受食物，而他們理應這麼做。

衷心感謝凱莉．泰勒幫助大家找到我的書並給予關注。

感謝瑪麗莎．維吉蘭特及其所在的阿歇特圖書出版集團小棕星火團隊。謝謝你們接受本書，並向全世界讀者介紹餓怒管理。

感謝雀爾喜．登林格出色的社交媒體創意、艾立杭德拉．奧爾特加的技術支援、蘭迪．貝里的靈感創意寫作、F. H.的積極鼓勵以及凱里．華萊士對編輯本書提供的幫助。

最後，感謝那些帶來樂趣、冒險和支持的人們：維多利亞．古爾德、蘇珊．赫迪、貝琪．斯沃普、珍．林德奎斯特．萊涅維斯基以及林根費爾特、賴特、伯吉特、巴爾和格拉斯曼家族。

CS00184

餓怒症：掌控飢餓，擺脫煩躁，終結瞎吃的45個最強飲食法則

作　者—蘇珊．亞伯斯
譯　者—孫乃棻
主　編—郭香君
責任企劃—張瑋之
封面、內頁版型設計—比比司設計工作室
內頁排版—新鑫電腦排版工作室

總編輯—胡金倫
董事長—趙政岷
出版者—時報文化出版企業股份有限公司
108019台北市和平西路三段二四〇號七樓
發行專線—（〇二）二三〇六—六八四二
讀者服務專線—〇八〇〇—二三一—七〇五
（〇二）二三〇四—七一〇三
讀者服務傳真—（〇二）二三〇四—六八五八
郵撥—一九三四四七二四時報文化出版公司
信箱—10899臺北華江橋郵局第九九信箱

時報悅讀網—http://www.readingtimes.com.tw
綠活線臉書—https://www.facebook.com/readingtimesgreenlife
法律顧問—理律法律事務所　陳長文律師、李念祖律師
印　刷—綋億印刷有限公司
初版一刷—二〇二三年十月六日
初版二刷—二〇二三年十一月九日
定　價—新臺幣四二〇元

時報文化出版公司成立於一九七五年，
並於一九九九年股票上櫃公開發行，於二〇〇八年脫離中時集團非屬旺中，
以「尊重智慧與創意的文化事業」為信念。

餓怒症：掌控飢餓，擺脫煩躁，終結瞎吃的45個最強飲食法則/蘇珊・亞伯斯(Susan Albers)著；孫乃棻 譯. -- 初版. -- 臺北市：時報文化出版企業股份有限公司, 2023.09
面；　公分.

譯自：Hanger management : master your hunger and improve your mood, mind, and relationships

ISBN 978-626-374-272-7（平裝）

1. CST: 健康飲食　2. CST: 情緒　3. CST: 營養學
4. CST: 習慣心理學

411.3　　112013867

ISBN 978-626-374-272-7
Printed in Taiwan